AF733080

Constructing Reality / Realität konstruierend

Constructing Reality / Realität konstruierend

Festschrift in Honor of Prof. Dr. Friedrich Wallner
in Celebration of his 70th Birthday /
Festschrift für Prof. Dr. Friedrich Wallner
zu Ehren seines 70. Geburtstages

Edited by Nicole Holzental /
Herausgegeben von Nicole Holzenthal

PETER LANG
EDITION

Bibliographic Information published by the Deutsche Nationalbibliothek
The Deutsche Nationalbibliothek lists this publication in the Deutsche Nationalbibliografie; detailed bibliographic data is available in the internet at http://dnb.d-nb.de.

Gedruckt mit Unterstützung der Wissenschafts- und Forschungsförderung der Stadt Wien, MA 7.

Cover foto: Wallner during the Premiere "The Foundation of Knowledge" (Intersophia/Cima & Holzenthal Magazine) in Vienna. Reproduction permitted by José Bolívar Cimadevilla (www.cima-holzenthal.com)

Umschlagfoto: Wallner bei der Premiere "Die Begründung des Wissens" (Intersophia/Cima & Holzenthal Magazine) in Wien. Reproduktion mit Genehmigung von José Bolívar Cimadevilla (www.cima-holzenthal.com)

ISBN 978-3-631-66585-5 (Print)
E-ISBN 978-3-653-06029-4 (E-Book)
DOI 10.3726/978-3-653-06029-4

© Peter Lang GmbH
Internationaler Verlag der Wissenschaften
Frankfurt am Main 2016
All rights reserved.
Peter Lang Edition is an Imprint of Peter Lang GmbH.

Peter Lang – Frankfurt am Main · Bern · Bruxelles · New York · Oxford · Warszawa · Wien

All parts of this publication are protected by copyright. Any utilisation outside the strict limits of the copyright law, without the permission of the publisher, is forbidden and liable to prosecution. This applies in particular to reproductions, translations, microfilming, and storage and processing in electronic retrieval systems.

This publication has been peer reviewed.

www.peterlang.com

Preface

Professor Dr. Friedrich Wallner is known in many places all over the world for his philosophical system called Constructive Realism (CR). In 2015 Friedrich Wallner celebrates his 70th birthday, and this coincides with the year in which his philosophical approach is celebrating its 25-anniversary. So there are enough motives to celebrate this year with a Festschrift!

Its title is *Constructing Reality*, due to the fact that this is what we are all doing, following Wallner's thesis: humans always construct. First of all, human societies construct "lifeworlds", and then, as scientists, human beings might construct the so-called "microworlds", and in the end, the "reality" is just built up by these scientific constructions. From different perspectives–be it from the various disciplines or from different cultures–we are constructing reality. Thus, reality is not what is just there, but what has been made by humans.

Wallner's philosophy is thought since its beginning as a methodology invented for the practical purpose to help. First of all, it aimed at helping especially natural scientists in their task to get re-oriented after the crisis that arose from relativism. When Thomas Kuhn criticized the scientists' believe in a fixed truth, and hence defended his idea that paradigms always switched, many natural scientists felt that their substantial fundaments were not only threatened, but weakened or disturbed. Many scientists and theorists of science then concluded that there was only relativism. Also Paul Feyerabend's methodological anarchism contributed to this general tendency, and thus theory of science lived a profound crisis which for many scientists was not easy to manage. At this point Wallner wanted to help with his approach. Afterwards, in a second instance, Wallner also recognized that we need to cope with a world in which very different knowledge systems are confronting, not only because of the variety of disciplines, but also and especially when we are speaking about different cultures. He then observed that from one culture we are not able to understand another one directly. But we need to provide a method able to get closer to different sciences and to different cultures, at least in an indirect way. This conviction is due to the fact that different cognitive constructions cannot be known directly. Wallner criticizes that the Vienna circle and even Sir Karl Popper made the mistake of not taking into consideration the severe philosophical problem that arises from the necessary recognition of the plurality of knowledge systems.

Wallner's main proposal for the mentioned problems is the methodological procedure he calls "Verfremdung" or "strangification". It allows us to learn to know the fundamental presuppositions a knowledge system is based on, –be it another knowledge system or one's own one–, i.e. we reach the basic assumptions that make this knowledge system work.

The Constructive Realism bears from these very practical motivations, and demands an application in many fields of knowledge as well as in many cultures. That is why Wallner does not stop travelling all over the world, being invited as a guest professor here and there, in about 60 countries over the last 25 years. And some of his writings have been translated into Chinese, English, Portuguese, Spanish, and Urdu…many of the latest works have been directly published by him in English. Furthermore, an interview with Wallner about the "Foundations of Knowledge" (Die Begründung des Wissens) can be seen in C&H Magazine (www.cima-holzenthal.com).

I think that this Festschrift certainly has gained the right to be entitled *Constructing Reality* because it includes very constructive contributions, and each participant reflects from a different viewpoint on how reality is being constructed. Each author was asked to reflect on Friedrich Wallner, upon his approach, the Constructive Realism, and on how he or she copes with the methodology proposed by the CR, and what constructive-realistic conceptions or methods are used by them in their work and why. The four questions were thought to invite the authors to write something new and constructive, and so they did. The original questions were formulated as the following:

1. How did you learn to know Friedrich Wallner and the Constructive Realism?
2. What publications about the Constructive Realism or which ideas by Wallner have made the biggest impression on you? Why?
3. How do you apply the CR in your work?
4. What is/are, from your point of view, the most relevant contribution(s) of the Constructive Realism?

Preceding the answers so these questions, the reader finds a photo, a very short biography, and a list of works each author has published in the context of Constructive Realism. There are 20 participant authors who come from Europe, America, and East Asia – more concretely, they live in the following countries: Austria, Chile, China, Korea, Germany, Japan, Spain, Thailand, and the USA. They are working in diverse disciplines: as physicists, philosophers, professors, psychologists, psychiatrists, even artists…

Kurt Greiner (Austria; Philosophy of Psychotherapeutic science)
Giselher Guttmann (Austria; Neuropsychology)
Günther S. Hanzl (Germany; Medicine)

Alberto Hidalgo (Spain; Philosophy)
Nicole Holzenthal (Germany and Spain; Philosophy)
Karl Klement (Austria; Pedagogy and Philosophy of Science)
Gerhard Klünger (Austria; Psychology, Psychotherapy, Information Technology)
Walter Kofler (Austria; Social medicine and Hygiene, Normal Physiology)
Gertrude Kubiena (Austria; TCM and Western Medicine)
Fengli Lan (China, USA, TCM and Applied Linguistics)
Zhang Lishan (China; TCM and Western Medicine)
Xiaoting Liu (China; Science and Humanity Studies)
Koji Nagatogawa (Japan; Philosophy, Logics)
Hugo Ochoa (Chile; Philosophy)
Somparn Promta (Thailand; Buddhist and Indian philosophies)
Helmut Reinalter (Austria; Contemporary History and Political Philosophy, Geschichte der Neuzeit und Politische Philosophie)
Mercedes Riegel (Germany; Traditional Chinese Medicine)
Thomas Slunecko (Austria; Psychology)
Kwon Jong Yoo (Corea; Philosophy)
Xiuhua Zhang (China; Philosophy)

I wish to express my gratitude to all participants of the present publication – for taking their time to write something especially dedicated to this Festschrift *Constructing Reality* in honor of professor Wallner, although time is especially what we all are lacking so much! *Ars longa, vita brevis.*

Regards also to those who, especially due to health problems or because of their responsibilities, could not participate in this edition.

Above all and most of all, we all wish the very best to Professor Fritz Wallner – may he have the health to continue many years working with this energy which is so characteristic for him!

Caballeros in Asturias (Spain), July, 2015

Nicole Holzenthal, PhD
Intersophia – International Network of Philosophical Studies

Deutsches Vorwort

Der Wiener Professor emeritus Dr. Friedrich Wallner, der weltweit für seinen philosophischen Ansatz bekannt ist, wird in diesem Jahr 70, und gleichzeitig feiert seine eigene Philosophie, der Konstruktive Realismus (Constructive Realism CR), ihr 25. Jubiläum – daher diese Festschrift.

Der Titel lautet *Constructing Reality*, da wir alle Realität konstruieren, so Wallners These – so auch die Autoren in diesem Band. Menschen konstruieren zunächst ihre gruppeneigenen "Lebenswelten", doch dann als Wissenschaftler auch die soganannten Mikrowelten, und die Gesamtheit der letzteren bildet eben die Realität. Auch in dieser Festschrift wird diese Realität von ganz unterschiedlichen Perspektiven her aufgebaut: sowohl aus dem Gesichtspunkt unterschiedlicher wissenschaftlicher Disziplinenen (Medizin, Psychotherapiewissenschaft, Philosophie, Mathematik usw.) als auch von unterschiedlichen Kulturen her (Zentraleuropa, Westeuropa, Russland, Korea, Japan, Thailand, China, USA…).

Kurt Greiner (Österreich; Philosophie der Psychotherapiewissenschaft)
Giselher Guttmann (Österreich; Neuropsychologie)
Günther S. Hanzl (Deutschland; Medizin)
Alberto Hidalgo (Spanien; Philosophie)
Nicole Holzenthal (Deutschland und Spanien; Philosophie)
Karl Klement (Österreich; Pädagogik und Wissenschaftstheorie)
Gerhard Klünger (Österreich; Psychologie, Psychotherapie, Informationstechnologie)
Walter Kofler (Österreich; Sozialmedizin und Hygiene, Normale Physiologie)
Gertrude Kubiena (Österreich; TCM und Westliche Medizin)
Fengli Lan (China und USA; TCM und Angewandte Linguistik)
Zhang Lishan (China; TCM und Westliche Medizin)
Xiaoting Liu (China; Wissenschaft und Humanwissenschaften)
Koji Nagatogawa (Japan; Philosophie, Logik)
Hugo Ochoa (Chile; Philosophie)
Somparn Promta (Thailand; Buddhistische und Indische Philosophie)
Helmut Reinalter (Österreich; Geschichte der Neuzeit und Politische Philosophie
Mercedes Riegel (Deutschland; Traditional Chinesische Medizin)
Thomas Slunecko (Österreich; Psychology)
Kwon Jong Yoo (Korea; Philosophie)
Xiuhua Zhang (China; Philosophie)

Den zwanzig teilnehmenden Autoren wurde freigestellt, Ihren Beitrag auf Deutsch oder auf Englisch zu verfassen. Jedem Beitrag geht ein Foto, kurze biographische Angaben und ggf. eine Liste der Arbeiten (Publikationen und Reden) des Beitragenden im Rahmen des Konstruktiven Realismus voran. Die Autoren haben sich bei dem Verfassen ihres Beitrags an folgenden Fragen orientiert:

1. Wie sind Sie auf Friedrich Wallner und den Konstruktiven Realismus gestoßen?
2. Welche Schriften bzw. Ideen von Prof. Wallner oder über den Konstruktiven Realismus haben Sie am meisten beeindruckt? Warum?
3. Wenden Sie den Konstruktiven Realismus bei Ihrer Arbeit an? Wenn ja, wie?
4. Worin liegt Ihrer Ansicht nach der wichtigste Beitrag des Konstruktiven Realismus?

Bei der Beantwortung dieser Fragen hatten die Beitragenden die Möglichkeit, für sie besonders aktuelle Fragestellungen und Forschungsmethoden darzustellen, konnten dabei jedoch immer – weil dies auch im Zentrum ihres Arbeitens steht – den Bezug zu konkreten Wiener Methoden (meist zitiert hier die „Verfremdung"), Wiener Problemen oder Forschungsfragen (etwa die Kulturabhängigkeit von Wissenschaften) ziehen. Ein Beitrag erwähnt ein Projekt, das versucht, mithilfe der Methoden des Konstruktiven Realismus eine „Landkarte" der vielen unterschiedlichen Theorien zu erstellen. Dies ist zweifelsohne eine typisch philosophische Aufgabe, da sie Problemstellungen ordnen will, die weltweit und im Laufe der Geschichte des Denkens erarbeitet wurden und werden. Welche konstruktiv-realistische Konzeptionen oder Methoden jeder der Autoren bei seiner Arbeit anwendet, erschließt den Lesern dieses Bandes die große Reichweite Wallners Ansatzes, und dies ist sowohl für Kenner als auch für Neulinge interessant. Die Beiträge schließen mit einer Zukunftsperspektive – und durchweg sind sehr zuversichtlich, was die Wirkung des Konstruktiven Realismus anbetrifft…

Das Interview mit Wallner über „Die Begründung des Wissens" ist im C&H Magazine (www.cima-holzenthal.com) zu sehen. Im Einklang mit allen Beteiligten wünsche ich Professor Dr. Wallner eine starke Gesundheit und weiterhin die Energie, die für ihn so charakeristisch ist!

Caballeros in Asturias (Spanien), Juni 2015

Dr. Nicole Holzenthal
Intersophia – Internationales Netzwerk Philosophischer Studien

Contents

Kurt Greiner

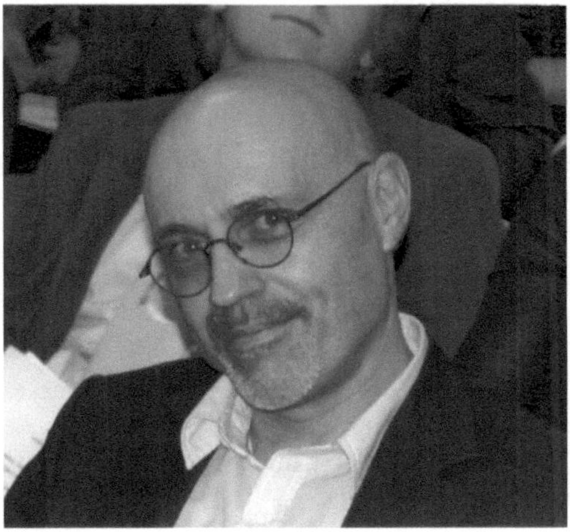

Kurt Greiner, Univ.-Doz DDr. phil., ist habilitiert an der Sigmund-Freud-Privatuniversität Wien/Paris/Berlin (SFU) im Fachbereich Philosophie der Psychotherapiewissenschaft mit dem Arbeitsschwerpunkt *Methodologie der innovativen Therapieschulenforschung.*

Postanschrift:
Sigmund-Freud-Privatuniversität Wien (SFU), Freudplatz 1, A-1020 Wien, Österreich
Email: kurt.greiner@sfu.ac.at

Arbeiten mit Bezug zum Konstruktiven Realismus

(Kurt Greiner)

Greiner, Kurt (2005a): *Therapie der Wissenschaft. Eine Einführung in die Methodik des Konstruktiven Realismus.* Peter Lang Verlag, Frankfurt a. M.

Greiner, Kurt (2005b): "Knowledge of Life World by Functional Strangification of High-Tech Equipment: Instruction for a Thought Experiment" (p. 339–343). In: Jandl, M. J.; Greiner, K. (eds.): *Science, Medicine and Culture. Festschrift for Fritz G. Wallner.* Peter Lang Verlag, Frankfurt a. M.

Greiner, Kurt (2006): "The Epistemological Method of Strangification in Constructive Realism: Two Examples of Application" (p. 23–28). In: Alireza Bayat (Editor / ICRMSET): *The First International Conference on Research*

Methodologies in Science, Engineering and Technology Proceedings (30–31 May 2006). ICRMSET, Tehran/Iran.

Greiner, Kurt (2007a): *Psychoanalytik als Wissenschaft des 21. Jahrhunderts. Ein konstruktivistischer Blick auf Struktur und Reflexionspotential einer polymorphen Kontextualisations-Technik.* Peter Lang Verlag, Frankfurt a. M.

Greiner, Kurt (2007b): „Psychoanalyse im 21. Jahrhundert: polymorphe Wissenschaft mit Vorbildqualität" (S. 96–103) In: *Psychotherapie Forum*, Vol. 15 / No. 2, Springer-Verlag, Wien – New York.

Greiner, Kurt (2007c): „Ist die psychoanalytische Neurophorie begründet? Zur epistemologischen Achillesferse der Neuro-Psychoanalyse" (S. 134–140) In: *Psychotherapie Forum*, Vol. 15 / No. 3, Springer-Verlag, Wien – New York.

Greiner, Kurt (2008): „Intra-psychotherapeutische Trans-Kontextualisation. Konturen einer innovativen Psychotherapieforschung im Zeichen des epistemologischen Dialogs" (S. 121–127) In: *Psychotherapie Forum*, Vol. 16 / No. 3, Springer-Verlag, Wien – New York.

Greiner, Kurt (2011): *Integrationsprogramm Therapieschulendialog (TSD). Entwicklung einer textanalytischen Grundlagenforschung in der Psychotherapiewissenschaft.* Ffm: Peter Lang, Frankfurt a. M.

Greiner, Kurt (2012): *Standardisierter Therapieschulendialog (TSD). Therapieschulen-interdisziplinäre Grundlagenforschung an der Sigmund-Freud-Privatuniversität Wien/Paris (SFU).* Sigmund-Freud-Privatuniversitäts-Verlag, Wien.

Greiner, Kurt (2013a): *Methodenfahrplan Inter-Therapeutik (ITK). Transfermeneutische Psychotherapiewissenschaft an der SFU Wien.* Sigmund-Freud-Privatuniversitäts-Verlag, Wien.

Greiner, Kurt (2013b): „Psycho-Text-Puzzle: Theoriendiskursives Spielverfahren für die Psychotherapiewissenschaft" (S. 85–107). In: Lan, Fengli; Wallner, Friedrich G.; Schulz, A. (eds.): *Concepts of a Culturally Guided Philosophy of Science. Contributions from Philosophy, Medicine and Science of Psychotherapy.* Peter Lang Verlag, Frankfurt a. M.

Greiner, Kurt (2013c): „Psycho-Bild-Prozess (PBP): Imaginationsförderndes Reflexionsinstrumentarium für die Psychotherapiewissenschaft" (S. 109–126). In: Lan, Fengli; Wallner, Friedrich G.; Schulz, A. (eds.): *Concepts of a Culturally Guided Philosophy of Science. Contributions from Philosophy, Medicine and Science of Psychotherapy.* Peter Lang Verlag, Frankfurt a. M.

Greiner, Kurt (2013d): „Intertherapeutischer Bild-Prozess (ITBP). Eine transfermeneutische Forschungstechnik der Psychotherapiewissenschaft". In: *SFU Forschungsbulletin – SFU Research Bulletin 1*, 41–55.

Greiner, Kurt (2014): „Interdisziplinäres Psycho-Text-Puzzle (P-T-P) am Beispiel Psychoanalyse kombiniert mit Wissenschaftstheorie. Eine experimentalhermeneutische Modellreflexion". In: *SFU Forschungsbulletin – SFU Research Bulletin 2*, 1–15.

Greiner, Kurt (2015): „Psychotherapia Academica Universitatis: A Philosophical Argument for the Academic Discipline of Psychotherapy" (p. 93–116). In: Gelo, O. C. G.; Pritz, A.; Rieken, B. (Eds.): *Psychotherapy Research. Foundations, Process, and Outcome*. Springer-Verlag, Wien.

Greiner, Kurt; Wallner, Friedrich G.; Gostentschnig, Martin (Hrsg.) (2006): *Verfremdung – Strangification. Multidisziplinäre Beispiele der Anwendung und Fruchtbarkeit einer epistemologischen Methode*. Peter Lang Verlag, Frankfurt a. M.

Greiner, Kurt; Jandl, Martin J.; Paschinger, Otto (Hrsg.) (2009): *Programmatik und Praxis im Therapieschulendialog (TSD). Erste Beiträge zur dialogexperimentellen Theorien-Integration in der Psychotherapiewissenschaft*. Sigmund Freud Privatuniversitäts-Verlag, Wien.

Greiner, Kurt; Jandl, Martin J. (2010): „Novum Therapieschulendialog (TSD): Methodologische Prinzipien einer theorien-integrativen Psychotherapiewissenschaft" (S. 15–41). In: Greiner, Kurt; Jandl, Martin J.; Wallner, Friedrich G. (Hrsg.): *Aus dem Umfeld des Konstruktiven Realismus. Studien zu Psychotherapiewissenschaft, Neurokritik und Philosophie*. Band 14 der Schriftenreihe Culture and Knowledge (Ed. F. G. Wallner), Peter Lang Verlag, Frankfurt a. M.

Greiner, Kurt; Jandl, Martin J. (2012): *Das Psycho-Text-Puzzle und andere Beiträge zu Psychotherapiewissenschaft und Philosophie*. Sigmund-Freud-Privatuniversitäts-Verlag, Wien.

Greiner, Kurt; Jandl, Martin J.; Burda, Gerhard (2013): *Der Psycho-Bild-Prozess und andere Beiträge zu Psychotherapiewissenschaft und Philosophie*. Sigmund-Freud-Privatuniversitäts-Verlag, Wien.

(Kurt Greiner)

Im Labor des Verfremdens. Der Konstruktive Realismus (CR) an der Sigmund-Freud-Privatuniversität Wien (SFU)

1. Zweimalige Begegnung mit Friedrich „Fritz" Wallner

Meine erste Begegnung mit Fritz Wallner fand in den frühen 1980er Jahren im südlichen Niederösterreich statt. Als Teenager besuchte ich damals in Wiener Neustadt die Oberstufe jenes Gymnasiums, an dem Fritz Wallner Einführungsunterricht in Philosophie und Psychologie gab. Obwohl mich der „heitere Philosoph", wie wir den Gymnasialprofessor nannten, mit seiner außergewöhnlich humorvollen Art der philosophischen Wissensvermittlung bereits in dieser Zeit sehr beeindruckte, kam es erst fünfzehn Jahre später zu einer Wiederbegegnung mit dem Universitätsprofessor Fritz Wallner im akademischen Kontext. Gegen Ende der 1990er Jahren setzte ich mich im Rahmen meiner kulturwissenschaftlichen Studien an der Universität Wien mit den enormen wissenschaftstheoretischen Problemen in Psychoanalyse und Psychotherapie auseinander. Zeitgemäße, verwertbare Antworten auf die wesentlichen Grundfragen erwartete ich mir insbesondere von den epistemologischen Denkmodellen des Konstruktivismus, in die ich mich damals intensiv vertiefte. Dabei stieß ich auch erstmals auf Fritz Wallners wissenschaftsphilosophischen Ansatz des „Konstruktiven Realismus" (CR).

Aus heutiger Sicht beurteilt muss es so etwas wie „Liebe auf den ersten Blick" gewesen sein, denn im Zuge dieser Berührung „funkte" es plötzlich gewaltig. Bei meiner Lektüre des konstruktiv-realistischen Gedankenguts von Fritz Wallner wurde mir nämlich schnell klar, dass man mithilfe des terminologischen Instrumentariums, wie es u.a. in den Wallner-Büchern *Acht Vorlesungen über den Konstruktiven Realismus* (WUV, Wien 1992a), *Wissenschaft in Reflexion* (Braumüller, Wien 1992b) und *Die Verwandlung der Wissenschaft. Vorlesungen zur Jahrtausendwende* (Kovac, Hamburg 2002) konzipiert ist, den Wissenschaftsstatus der schulenpluralistischen, heterogen strukturierten Psychoanalyse respektive Psychotherapie rational argumentieren und damit legitimieren kann (vgl. Greiner 2015). Und genau darum ging es mir. Ich suchte also den Kontakt zu meinem ehemaligen Gymnasiallehrer, der mir sofort eine Kooperationschance bot, und so heuerte ich schon kurze Zeit später als freier wissenschaftlicher Mitarbeiter und Universitätslektor in Fritz Wallners epistemologischem Forschungsteam an der Universität Wien an. Von 1999 bis 2007 war ich dort aktiv eingebunden in Forschung, Lehre, Kongresstätigkeiten sowie in die Betreuung von Diplomand/Innen und Doktorand/Innen, und ich veröffentlichte in dieser Zeit meine ersten wissenschaftlichen Buchbeiträge, Schriften und Herausgeberbände (vgl. Greiner 2005a, 2005b, 2006; Greiner et al. 2006).

2. Verfremdungslogik, Psychoanalyseforschung und Psychotherapiewissenschaft

Im „Sigmund-Freud-Jahr" 2006 entwickelte ich in einem Büchlein mit dem Titel *Psychoanalytik als Wissenschaft des 21. Jahrhunderts* (2007a) eine konstruktiv-realistische Lesart der Psychoanalyse, wobei ich mich nicht auf die psychoanalytische Position Freuds beschränkte. Vielmehr blickte ich auf die unterschiedlichen Formen und Ansätze des psychoanalytischen Denkens, Forschens und Therapierens und subsumierte sie dem Neologismus *Psychoanalytik*, welche ich als *polymorphe Kontextualisations-Technik* bzw. als *die interpretative Technik des Kontextualisierens in psychologischen Begriffssystemen* interpretierte. Sofern sie sich selbst als genuine Wissenschaftspraxen verstehen möchten, hätten diese vielgestaltigen *Techniken des psychoanalytischen Kontextualisierens* – meiner von Fritz Wallner (1996) sowie Thomas Slunecko (1996) inspirierten Auffassung zufolge – einander im Rahmen eines kritisch-reflexiven Diskurses zu begegnen. Damit dialogische Konfrontationen im reflexionswissenschaftlichen Sinne zwischen den differenten Positionen der Psychoanalytik methodisch-systematisch durchführbar werden, griff ich zunächst den konstruktiv-realistischen Gedanken der „Verfremdung" („Strangification") auf. Anhand von sechs exemplarisch ausgearbeiteten *intradisziplinären Transkontextualisations-Experimenten* demonstrierte ich sodann, wie man aus Fritz Wallners philosophischer Verfremdungsidee eine anwendbare Reflexionsmethode für die *intra-psychoanalytische Begegnung* machen kann, die ich fortan *Transkontextualisation* nannte (vgl. Greiner 2007a, 2007b, 2007c).

Im Jahr 2007, dem Erscheinungsjahr meiner Psychoanalytik-Studie, verfasste ich einen Essay mit dem Titel *Intrapsychotherapeutische Transkontextualisation: Konturen einer innovativen Psychotherapieforschung im Zeichen des epistemologischen Dialogs* (2008). In diesem Text schlug ich gewissermaßen die Brücke von der Psychoanalyseforschung zur Psychotherapiewissenschaft und zeigte damit erstmals, dass sich das Verfahren des *experimentellen Transkontextualisierens* auch für *intrapsychotherapeutische Dialog-Experimente*, d.h. für die reflexionswissenschaftlich-diskursive Beforschung der differenten Psychotherapieschulen insgesamt fruchtbar machen lässt.

3. Therapieschulendialog, Inter-Therapeutik und Transfermeneutik

Unter dem Motto „*Psychotherapieforschung von und für Psychotherapeut/Innen!*" wollte ich eine für Psychotherapeut/Innen praktikable Grundlagenforschungspraxis ins Leben rufen, die nicht nur von Praktikern angenommen wird, sondern im institutionalisierten Rahmen der Sigmund-Freud-Privatuniversität Wien (SFU) in einem größeren Ausmaß tatsächlich auch Anwendung findet. Weil die ursprüngliche Bezeichnung *intrapsychotherapeutische Dialogpraxis* für meine psychotherapiewissenschaftliche Unternehmung im Geiste eines angewandten Konstruktiven Realismus nicht mehr entsprach, suchte ich nun einen passenderen Namen und kreierte zunächst Methodentermini wie *Therapie-System-Reflexion*, *Therapiendiskurs*, *Therapiekulturendialog* oder *Dialogzentrierte Therapieforschung*, entschied mich dann aber doch für den unspektakulären Begriff *Therapieschulendialog* (TSD), den ich auch seit 2008 im Zusammenhang mit meinem speziellen Programm einer *Therapieschulen-interdisziplinären Grundlagenforschung* (kurz: *Inter-Therapeutik* bzw. ITK) durchgehend verwende. Nachdem es mir gelang, meinen Kollegen, den Philosophen und Psychologen Martin Jandl, für die Kooperation in Forschung und Lehre zu gewinnen, formierte sich im Herbst 2008 schließlich das „TSD-Team Greiner & Jandl" an der SFU Wien. Der Großteil dessen, was seither im intertherapeutischen Feld geleistet wird, hängt mit der konstruktiven Arbeit des Greiner-Jandl-Teams zusammen, das es in relativ kurzer Zeit schaffte, die therapieschulenanalytische Grundlagenforschungspraxis an der SFU Wien zu etablieren. (vgl. Greiner et al. 2009; Greiner et al. 2010; Greiner 2011; Greiner 2012; Greiner et al. 2012; Greiner 2013a).

Seit dem Jahr 2012 existieren neben dem TSD weitere Ansätze und Verfahrenskonzepte auf jenem Therapieschulenforschungsterrain an der SFU Wien, welches – ganz im Sinne des CR – unter dem Vorzeichen des *Dialogs der psychotherapeutischen Mikrowelten* steht und *Transfermeneutische Psychotherapiewissenschaft* genannt wird. Dabei handelt es sich um ein breit angelegtes theorienanalytischen Untersuchungsprogramm, in dem mit innovativen Instrumentarien des Sinnverstehens (*experimentalhermeneutische sowie imaginativhermeneutische Zugänge*) gearbeitet wird, die allesamt auf dem konstruktiv-realistischen Grundgedanken des Verfremdens basieren (vgl. Greiner et al. 2012; Greiner 2013a; Greiner et al. 2013). Die einzelnen Analysemethoden der Transfermeneutischen (d.h. Transferhermeneutischen) Psychotherapiewissenschaft können dabei den folgenden zwei großen Verfahrensgruppen (a/b) zugeordnet werden:

a) Transfermeneutische Verfahren für den Dialog zwischen psychotherapeutischen Mikrowelten sowie
b) Transfermeneutische Verfahren für den Dialog mit künstlerischen Medien.

Als Instrumentarien der Verfahrensgruppe a) gelten die *Experimentelle Trans-Kontextualisation* im *Standardisierten Therapieschulendialog (ExTK/TSD)*, das *Intertherapeutische Text-Puzzle (ITTP)*, der *Intertherapeutische Bild-Prozess (ITBP)* sowie die *Intertherapeutischen Medien-Spiele (ITMS)* in ihren drei *intertherapeutischen* Verfahrensmodi *Psycho-Mimik-Analyse (PMiA)*, *Psycho-Musik-Analyse (PMuA)* und *Psycho-Tanz-Analyse (PTA)* (vgl. Greiner 2012; Greiner et al. 2012; Greiner 2013a; Greiner 2013d).

Als Analysewerkzeuge der Verfahrensgruppe b) sind das *Psycho-Text-Puzzle (P-T-P)*, der *Psycho-Bild-Prozess (PBP)* sowie die (analog zu den ITMS ebenso in drei Verfahrensvarianten konzeptualisierten) *Psycho-Medien-Spiele (PMS)* zu nennen (vgl. Greiner et al. 2012; Greiner et al. 2013; Greiner 2013b; Greiner 2013c; Greiner 2014).

Während sich das *intertherapeutische* (therapieschulen-interdisziplinäre) Analyseverfahren der *Experimentellen Trans-Kontextualisation (ExTK im TSD)* bereits in vielen SFU-Forschungsprojekten erfolgreich bewährt hat (vgl. Greiner et al. 2009; Greiner et al. 2010; Greiner 2011; Greiner 2012; Greiner et al. 2012; Greiner 2013a), konnte die wissenschaftspraktische Tauglichkeit der jüngeren experimental- und imaginativhermeneutischen Methoden und Techniken erst in einigen wenigen paradigmatischen Durchführungsbeispielen sowie im Rahmen von vier approbierten SFU-Qualifizierungsstudien ausgetestet werden (vgl. Greiner et al. 2012; Greiner et al. 2013; Greiner 2013a; Greiner 2013b; Greiner 2013c; Greiner 2013d; Greiner 2014). Erfreulicherweise arbeiten momentan gerade mehrere SFU-Forscher/Innen mit den neuentwickelten Verfahren der *Transfermeneutik*, sodass in absehbarer Zeit auch hier mit Ergebnissen und Resultaten zu rechnen ist.

4. „Kulturabhängigkeit der Wissenschaft": ein Fundamentalgedanke im Konstruktiven Realismus (CR)

In der Sicht des Konstruktiven Realismus (CR) erliegen Wissenschaft und Forschung einem gewaltigen Selbstmissverständnis, wenn sie ihr Tun als *Akt des Enträtseln, Entschlüsseln und Entzifferns vorgefertigter Wirklichkeitsstrukturen* deuten. Vielmehr sollten Wissenschaft und Forschung ihre Abhängigkeitsverhältnisse von soziokulturellen Bedingungs- und Voraussetzungsstrukturen reflektieren. Jede Form von Wissenschaft basiert auf ideengeschichtlichen Grundlagen, die in einen größeren kulturellen Gesamtkontext eingebettet und freilich niemals in vollem

Ausmaß zu überblicken sind, die sich sehr wohl aber mithilfe von methodisch-systematischen Bemühungen sukzessive herauskristallisieren lassen. Wer hingegen Wissenschaft und Forschung nur unter instrumentell-funktionalen Kriterien betrachtet und deren Wert bloß über die Frage der technischen Machbar- und Verwertbarkeit zu ermitteln versucht, der fällt weit hinter den intellektuelle Anspruch der *abendländischen Erfindung Wissenschaft* zurück. Konstruktive Realisten betonen, dass es bei Wissenschaft und Forschung sowohl um „Funktion", als auch um „Reflexion" geht. Wissenschaft muss pragmatisch nützliche, d.h. für spezifische Zwecke umsetz- und anwendbare Konstruktionen entwickeln und – parallel dazu – muss sie diese Konstruktionen hinsichtlich ihrer kulturellen Entstehungsbedingungen ins kritisch-reflexive Visier nehmen und ebenso verstehbar machen (vgl. dazu etwa Wallner 1992a[1], 1992b[2], 1996[3], 2002[4]). M.E. kann man die Bedeutung dieses wissenschaftstheoretischen Basisgedankens im CR nicht überschätzen.

1 Wallner, Friedrich G. (1992a): *Acht Vorlesungen über den Konstruktiven Realismus.* WienWUV-Universitätsverlag, 1992.

2 Wallner, Friedrich G. (1992b): *Wissenschaft in Reflexion.* Wien: Braumüller Verlag, 1992.

3 Wallner, Friedrich G. (1996): „Eine neue Ontologie für Psychotherapien" (S. 341–357). In: Pritz, A. (Hrsg.): *Psychotherapie – eine neue Wissenschaft vom Menschen.* Wien – New York: Springer Verlag, 1996.

4 Wallner, Friedrich G. (2002): *Die Verwandlung der Wissenschaft. Vorlesungen zur Jahrtausendwende.* Hamburg: Verlag Dr. Kovac, 2002.

Giselher Guttmann

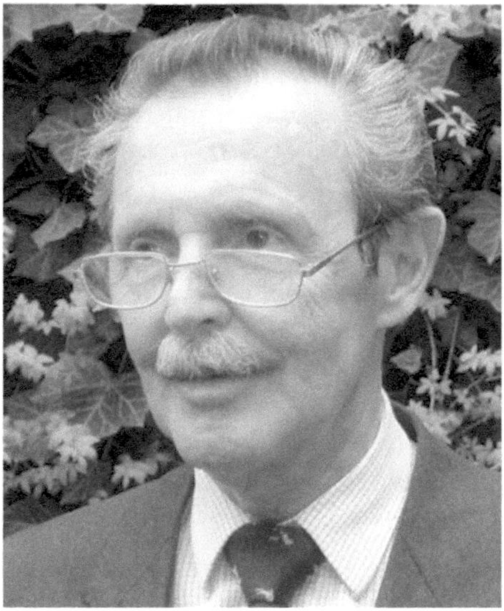

Giselher Guttmann wurde am 2. Oktober 1934 in Wien geboren, begann sein Studium 1955 an der Universität Wien mit den Fächern Psychologie und Zoologie und wurde 1959 als wissenschaftlicher Mitarbeiter am Institut für Psychologie angestellt. Nach seiner Promotion 1963 war er zunächst Universitätsassistent in Erlangen, ehe er 1965 nach Wien zurückkehrte. Er baute ein neuropsychologisches Labor auf, habilitierte sich 1968, wurde auf das Extraordinariat für „Experimentelle und Angewandte Psychologie“ und 1973 auf den Lehrstuhl für „Allgemeine Psychologie“ berufen. Als letzter Dekan der Philosophischen Fakultät hatte er diese aufzulösen und drei Folgefakultäten zu gründen. 1983 wurde er korrespondierendes, 1992 wirkliches Mitglied der mathematischnaturwissenschaftlichen Klasse der ÖAW, Fachbereich Physiologie. Er war Gründungsrektor der Universität für Humanwissenschaften im Fürstentum Liechtenstein und setzt nun seine wissenschaftliche Arbeit an der Sigmund Freud Privatuniversität fort.

Email: giselher.guttmann@sfu.ac.at

Arbeiten mit Bezug zum Konstruktiven Realismus

(Giselher Guttmann)

Guttmann, Giselher. (1991). „Psychophysiologie und Konstruktiver Realismus“. In: Wallner, Fritz (Hrsg.), *Aspekte des Konstruktivismus.* Wien: Kongressbericht.

Guttmann, G. (1996). „Die Suche nach dem ‚objektiven Blick ins Erleben'". In: G. Gittler, M.Jirasko, U. Kastner-Koller, Ch. Korunka & A. Al-Roubaie: *Die Seele ist ein weites Land. Aktuelle Forschung am Wiener Institut für Psychologie*. WUV-Vlg., Wien.

Guttmann, Giselher. (1997). „Finden oder erfinden? Gedanken über die Rolle des Experiments in der Psychologie". In: Kurt Fischer & Friedrich Stadler. (Hrsg.): *Wahrnehmung und Gegenstandswelt. Zum Lebenswerk von Egon Brunswik*. Wien: Springer.

Guttmann, G. (2000): „Ludwig von Bertalanffys Systemtheorie und die „Wirklichkeit" psychologischer Konzepte". In: K. Edlinger, W. Feigl & G. Fleck (Hrsg.): *Systemtheoretische Perspektiven*. Peter Lang, Frankfurt am Main.

Guttmann, G. (2000): „Die Messbarkeit des Erlebens und der Irrtum mit dem Ich". In: F. Stadler (Hsgr.): *Elemente moderner Wissenschaftstheorie*. Springer, Wien, NY.

Guttmann, G. (2002). „Über das Unsagbare reden". In: K. Edlinger, W. Feigl & G. Fleck (Hrsg.): *Organismus – Bewusstsein – Symbol*. Peter Lang, Frankfurt am Main.

(Giselher Guttmann)

Erfinden statt entdecken. Ein Dank der Neuropsychologie an Fritz Wallner

Mein erster Kontakt mit konstruktivistischen Gedanken reicht weit zurück. Fritz Wallner war damals noch Volksschüler in einer der letzten Klassen, als ich, auch Schüler der letzten Klasse des Amerlinggymnasiums, beim Stöbern in einem Buchantiquariat nahe der Strudelhofstiege auf das Werk *Die Philosophie des Als Ob* von Hans Vaihinger stieß. Ich war schon allein vom Titel beeindruckt und habe bei der folgenden Lektüre weniger die fiktionalistische Position herausgelesen, als vielmehr eine Bestätigung des damals schon lange in mir kreisenden Gedankens, dass der Begriff „Wirklichkeit" überdacht werden müsse. Mit der Suche nach einem brauchbaren Weg dahin, die ich nach Studienbeginn intensiver fortsetzte blieb ich allerdings lang ohne Unterstützung. Ich erinnere mich daran, dass ich – schon Mitarbeiter von Rohracher in der Psychologie – einen unserer Ordinarien für Philosophie nach Vaihingers Werk zu befragen suchte. Doch es blieb ein kurzes Gespräch; denn seine Antwort lautete: *„Ein bemerkenswertes Buch: Als ob es Philosophie wäre"*.

Mit meiner Suche nach der Wirklichkeit blieb ich allein, und sie verlor sogar ein wenig an Gewicht. Denn zu meinem zentralen Arbeitsschwerpunkt wurde damals die Neuropsychologie, die, wie mein Lehrer Hubert Rohracher etwas schwärmerisch zu sagen pflegte, helfen sollte, einen *„objektiven Blick ins Erleben"* zu ermöglichen, um *„die Barriere des Fremdpsychischen"* überwinden zu können. Das Elektroenzephalogramm schien durch neue technische Entwicklungen dieses Ziel in greifbare Nähe zu rücken. Denn ich brachte, aus dem Physiologischen Institut in Erlangen zurückkehrend, die dort neu erschlossene Möglichkeit mit, die Erregungsantworten des Gehirns auf Sinnesreize – sensorisch evozierte Potenziale – aus dem EEG herauszufiltern, um so objektive Sinnestüchtigkeitsprüfungen vornehmen zu können. Für diese Entwicklung interessierte sich besonders Professor Kurt Burian, Vorstand der II. HNO-Klinik, da sie, ganz im Sinne der Hoffnung von Rohracher, erstmals möglich machte, ohne sprachliche Kommunikation selbst einen Säugling audiometrieren zu können. Bei meiner Mitarbeit an der Entwicklung dieser wunderbaren Methode stellte sich mir allerdings eine Frage, welche mich weit mehr als die an praktische Anwendung denkenden Kliniker interessierte: Ist dieses sensorisch evozierte Potenzial eigentlich nichts Anderes als ein hirnelektrisches Abbild des Reizes, so dass seine Amplitude bei einem lauten

Ton groß und bei einem leisen Ton klein ist. Denn dann können wir es nicht als „Abbild des Erlebens" betrachten, sind nicht in die Ebene des Psychischen vorgedrungen. Wie lässt sich aber entscheiden, ob wir uns nicht vielleicht doch gleichsam dem „Interface zum Psychischen" genähert haben?

Um diese Frage zu klären, machte ich mich auf die Suche nach einer experimentell kontrollierbaren Situation, in der eine Diskrepanz zwischen dem dargebotenen Reiz und dem durch ihn ausgelösten Erleben bestehen könnte. Als eine sehr brauchbare Diskrepanzsituation erwies sich eine längere Darbietung von exakt gleich lauten Tönen, bei der die Probanden instruiert wurden, auf geringe Unterschiede der Lautstärke zu achten und durch Tastendruck rückzumelden, ob ein Reiz geringfügig leiser oder lauter wahrgenommen wurde. Die Auswertung der Potenziale aller leiser erlebten Reize ergab (bei objektiv gleicher Lautstärke!) ein signifikant kleineres, jene der lauter empfundenen Reize hingegen ein Potenzial mit deutlich größerer Amplitude. Das akustisch evozierte Potenzial kann also als *Abbild des Erlebens* angesehen werden. Viele Jahre später traf ich mit Humberto Maturana zusammen und erfuhr (mit großer Verspätung), dass er im selben Jahr wie ich ein Diskrepanzerleben an der Modellsituation der Farbwahrnehmung beobachtet hatte. Dies war für ihn die wesentliche Rechtfertigung der Aussage gewesen, dass unser Gehirn die Wirklichkeit nicht abbildet, sondern sie autopoietisch erschafft, die Wirklichkeit also ein Konstrukt unseres Gehirns ist.

Nach meiner Berufung im Jahr 1968 wanderte ich in meinen Einführungsvorlesungen semesterlang auch durch die Geschichte der Psychologie, wobei mir (und vielleicht auch manchem der Zuhörenden) immer deutlicher bewusst wurde, dass die zur Beschreibung von psychologischen Phänomenen verwendeten Begriffe von uns geschaffene Abstraktionen sind, geschaffen, um mit ihrer Hilfe einen Diskurs über psychische Phänomene führen zu können. So sagt etwa Jodl[1], einer der Wenigen, bei dem wir diese Einsicht so deutlich ausgesprochen finden, dass unsere „Bewusstseinstätigkeiten" lediglich "... *verschiedene Formen und Erscheinungsweisen des allgemeinen Vorganges primärer psychischer Reaktion* ..." sind, von denen "... *bald die eine, bald die andere Seite mehr ausgeprägt ist oder von uns zum Zwecke wissenschaftlicher Betrachtung und logischer Abstraktion speziell herausgehoben wird*". Doch die von den psychologischen Modellarchitekten entwickelten Konstrukte wurden rasch als objektive Realitäten gehandelt, wodurch diese Tendenz zur Ontologisierung von Konstrukten zu einer kuriosen Entwicklung führte. So kann man über Jahrzehnte aufgeregte Diskussionen um

1 Jodl, Friedrich. (1903). *Lehrbuch der Psychologie.* Stuttgart und Berlin. J.G. Cotta'sche Buchhandlung.

Fragen von der Art verfolgen, wie viele Intelligenzfaktoren oder Gefühlszustände es „wirklich" gibt. Fragen, bei deren Behandlung es der Psychologie offensichtlich erging wie, um mit Carnaps[2] Worten zu sprechen, "… dass einer, der sich gewöhnt hat, bei jedem Donnerrollen sich einen grollenden Zeus vorzustellen, schließlich die Frage aufwirft, wie es wohl zu erklären sei, dass Zeus' Zorn und der Donner jedesmal zugleich auftreten."

Mit der Ansicht (die bei mir bald zur Einsicht wurde), dass wir all die altgewohnten psychischen Phänomene und ihre gesetzmäßigen Verkettungen nicht entdecken, sondern erfinden, stieg freilich die (berechtigte) Sorge, sich mit Paul Feyerabends „anything goes" in völliger Unverbindlichkeit zu verlieren. Folgerichtig und perfekt in meinen damaligen Forschungsschwerpunkt eingepasst bot sich an, den *Blick ins Gehirn* als Kriterium dafür einzusetzen, was „nur ausgedacht", oder aber als „wirklich" anzusehen sei. Der ehrliche Rückblick zeigt, dass dies etliche Jahre lang meine Hoffnung und mein Bemühen war. Doch genau in dieser kritischen Phase traf ich auf Fritz Wallner; und diese Begegnung sollte eine Weichenstellung für den Stellenwert bewirken, den ich von da an dem „Blick ins Gehirn" einräumte. Ich ging zwar nicht so weit, wie jener Philosoph, mit dem ich einst den bemerkenswert kurzen Diskurs über Vaihinger geführt hatte und der einmal in seiner Vorlesung über das Leib-Seele-Problem, von neuropsychologisch gebildeten Studenten mit physiologischen Fragen gequält, ausgerufen haben soll: „Hirn interessiert mich nur mit Ei".

Doch Wallners *Acht Vorlesungen* wurden für meine Neuropsychologen zur Standartlektüre[3], da für die Strategie der Verfremdung das neuropsychologische Setting eine geradezu ideale Modellsituation ist. Denn unentwegt zwischen der Begriffswelt und den Vorannahmen von Physiologie und Psychologie hin- und herpendeln zu müssen erzwingt geradezu, die stillschweigenden Voraussetzungen erkennen zu müssen, die hingegen jedem, der nur in einem der beiden Gebiete arbeitet, so selbstverständlich sind, dass über sie nachzudenken als völlig müßig, wenn nicht als geradezu absurd angesehen wird. Mit meinem Team konnten Kartierungen der kortikalen Erregungsverteilung in „Veränderten Bewusstseinzuständen" – Schlaf, Hypnose, Trance, Meditation – vorgenommen werden. Selbst der alte Wunsch einer „neuropsychologischen Diagnostik", in der die Leistungsfähigkeit eines Menschen nicht durch Tests, also Verhaltensbeobachtungen, festgestellt wird, sondern durch die Registrierung von geeigneten hirnelektrischen

2 Carnap, Rudolf. (1961). *Der logische Aufbau der Welt. Scheinprobleme in der Philosophie.* Hamburg: Felix Meiner.

3 Wallner, Fritz. (1990). *Acht Vorlesungen über den Konstruktiven Realismus.* Wien: Wiener Universitätsverlag.

Kennwerten, ging in Erfüllung. Aber wir gingen nicht in die Falle, zu glauben, dass die Übereinstimmung von Gesetzmäßigkeiten auf der psychologischen und auf der physiologischen Ebene uns „Wahrheiten“ geoffenbart hat, dass wir durch diese Isomorphie eine „objektive Wirklichkeit“ erfasst haben[4]. Wenn sich jedoch zur Erklärung einer psychologischen Gesetzmäßigkeit mehrere verschiedene, aus Daten der psychischen Ebene abgeleitete Modelle konstruieren lassen, von denen genau eines im physiologischen Bereich eine perfekte Entsprechung besitzt, dann werden wir selbstverständlich dieses bevorzugen. Nicht weil es „wirklicher“ ist als alle anderen, sondern weil diese Isomorphie zweier so unterschiedlicher Realitätsebenen dafür spricht, dass seine Anwendung und alle von ihm ableitbaren Vorhersagen und Entscheidungen brauchbarer und verlässlicher sein werden, als die der übrigen.

Diese Überlegungen sind jedoch nicht nur für die Psychologie bedeutsam (die sie freilich besonders erst nehmen sollte), sondern müssen, wie Wallner fordert, für jede Wissenschaft als Leitgedanke dienen. Selbst (oder gerade) die Physik, von der Psychologie von Anfang an als Führungswissenschaft bewundert und methodisch nachzuahmen versucht, würde schöne Beispiele dafür liefern, wie erfundene Teilchen entdeckt und einem Modell eine „Wirklichkeit“ zugesprochen wird, die sodann ermöglicht, empirische Daten zu sammeln. Für eine solche Diskussion finden sich freilich nicht leicht Personen mit der nötigen Sachkundigkeit. Aber nicht von ungefähr hat Fritz Wallner[5] schon in den 1980er Jahren, teils gemeinsam mit Herbert Pietschmann[6] die wissenschaftstheoretische Basis der Physik diskutiert. Viele Fragen konnte ich mit Fritz Wallner in langen und fruchtbaren Gesprächen klären und damit die von mir in Wien aufgebaute und auch begeistert betriebene Neuropsychologie auf eine solide wissenschaftstheoretische Basis stellen, die vielleicht nicht von allen Kollegen dieses Forschungsbereichs gut geheißen wurde. Aber wenn man selbst Fragen nach der Willensfreiheit durch einen Blick

---

4 Guttmann, Giselher. (1991). „Psychophysiologie und Konstruktiver Realismus“. In: Wallner, Fritz (Hrsg.), *Aspekte des Konstruktivismus.* Wien: Kongressbericht. Guttmann, Giselher. (1997). Finden oder erfinden? Gedanken über die Rolle des Experiments in der Psychologie. In: Kurt Fischer & Friedrich Stadler. (Hrsg.): *Wahrnehmung und Gegenstandswelt. Zum Lebenswerk von Egon Brunswik.* Wien: Springer.

5 Wallner, Fritz. (1982). *Philosophische Probleme der Physik.* Verband der wissenschaftlichen. Gesellschaften Österreichs (Klagenfurter Beiträge zur Philosophie: Reihe Lehrmaterialien).

6 Pietschmann, Herbert. & Wallner, Fritz. (1980). *Philosophische Probleme der modernen Physik: Doppelseminar für Physiker und Philosophen.* Wien: Skripten zur Lehrerfortbildung Allgemeinbildende Höhere Schulen.

ins Gehirn zu lösen sucht, ist dringend zu raten, den Konstruktiven Realismus als Filter für sinnvolle und legitime Fragen einzusetzen.

Eine Konstruktion ist allerdings von uns mehrfach an-, aber nicht wirklich zu Ende gedacht worden: Die so fundamentale, nicht in Frage zu stellende Tatsache, dass *Ich* eine *Außenwelt* erlebe, die mir in Form von physischen Objekten gegenübersteht. Selbst wenn man die Kunst des Zweifelns auf die Spitze treibt wie Descartes, bleibt das "Cogito, ergo sum" für ihn die einzige unbezweifelbare Gewissheit. Die Psychologie sieht das Ich-Bewusstsein jedoch keineswegs als Ur-Gegebenheit an, sondern geht davon aus, dass es sich erst im Laufe der ontogenetischen Entwicklung bildet – eine folgenschwere und viel zu wenig beachtete Tatsache, mit der ich mich schon früh auseinandergesetzt habe[7]. Jean Piaget spricht beispielsweise, J. Baldwin zitierend[8], von einer Onto-Genese des Ich-Erlebens, in deren Verlauf wir von einem `Adualismus` oder `Nicht-Dualismus` langsam in das "normale" Weltbild überwechseln und meint:

> „... dass die geistige Haltung des Säuglings wahrscheinlich „adualistisch" ist, wie J.M. Baldwin es genannt hat. Gemeint ist damit, dass der Säugling überhaupt nicht zwischen einer Außenwelt, die aus vom Subjekt unabhängigen Objekten zusammengesetzt ist, und einer Innen- oder subjektiven Welt unterscheidet."

In der Östlichen Philosophie gilt diese im Westen nur selten in Frage gestellte Dualisierung in "Ich" und "Außenwelt" jedoch als fundamentale Fehldeutung angesehen, die erkannt und überwunden werden muss, wenn man zu brauchbaren Einsichten gelangen will. Gleichwohl scheint die Einsicht, dass auch die Subjekt-Objekt-Dualisierung ein Konstrukt ist, gewaltigen Widerstand auszulösen. Und selbst wenn ein angesehener Philosoph an dieser Selbstverständlichkeit rüttelt, findet er nicht leicht Beifall. So stößt man in David Humes[9] *Treatise of Human Nature* in der ersten Auflage auf eine bemerkenswerte Passage:

> „There are some philosophers who imagine we are every moment intimately conscious of what we call our SELF; that we feel its existence and its continuance in existence; ... Unluckily all these positive assertions are contrary to that very experience, which is pleaded for them, nor have we any idea of self, after the manner it is pleaded for them, nor have we any idea of self, after the manner it is here explained."

Schon in der zweiten und auch in allen folgenden Auflagen sind jedoch diese Sätze gestrichen. War es verständnisloser Unwillen der Leser, der diese Korrektur

---

7 Guttmann, Giselher. (2000). „Die Messbarkeit des Erlebens und der Irrtum mit dem Ich". In: Stadler, F. (Hrsg.), *Elemente moderner Wissenschaftstheorie*. Wien, Springer.

8 Piaget, Jean. (1985). *Meine Theorie der geistigen Entwicklung*. Fischer.

9 Hume, David. (1886). *A Treatise of Human Nature*. London.

angezeigt erscheinen ließ? Freilich sträubt sich ja schon die Sprache, diese Problematik zu diskutieren, wie Josef Mitterer[10] in seinem bemerkenswerten Werk *Das Jenseits der Philosophie. Wider das dualistische Erkenntnisprinzip* mit dem Versuch zeigen kann, eine „nicht-dualisierende Redeweise" zu entwickeln. Im Vorwort seines 1993 erschienen Werkes schreibt er:

> „Diese Abhandlung wurde im Wesentlichen in den Jahren 1973 bis 78 geschrieben. Die Reaktionen schwankten zwischen Verständnislosigkeit, freundlicher Ablehnung und ‚Einen Jux will er sich machen'".

Worauf er beschloss,

> „ … einem Vorschlag von Ludwig Wittgenstein aus den *Vermischten Bemerkungen* zu folgen: 'Der Gruss der Philosophen untereinander sollte sein: Lass Dir Zeit".

Ich rate im Geiste von Fritz Wallner dringend, diesem Rat nicht zu folgen und sich vielmehr der (verschollenen und kaum bekannten) Arbeit von Silvio Cecatto[11] zu besinnen, in welcher er auffordert, sich nicht auf das „Teocono-Spiel"[12] einzulassen, das die Subjekt-Objekt-Dualisierung als eine Fundamentaltatsache ansieht, die nicht zu hinterfragen ist. Für die Lebenswelt sind solche Überlegungen freilich nicht von Nutzen und könnten, falsch aufgenommen, sogar einigen Schaden anrichten. Wie man hört, ist es möglich, durch meditative Praktiken in einen adualen Zustand einzutreten, was nicht für Jeden bekömmlich sein dürfte. Wenn aber Neurowissenschaftler über das Leib-Seele-Problem, die „Barriere des Fremdpsychischen" oder ähnliche Rätselfragen grübeln, würde sich zeigen, dass derartige Probleme dadurch gelöst werden, dass sich, sobald die Dualisierung nicht als fundamentale Gegebenheit angehen wird, ihr Problemcharakter auflöst. Der Neuropsychologie hat Fritz Wallner ein Werkzeug übergeben, das – gleich einem Sieb, das nur Wünschenswertes durchlässt – alle sinnlosen Fragen aussondert, so dass man, eingedenk Wittgensteins „Wovon man nicht sprechen kann, darüber muss man schweigen", empfehlen kann: *„Worauf es keine Antwort gibt, danach soll man nicht fragen"*.

---

10 Mitterer, Josef. (1993). *Das Jenseits der Philosophie. Wider das dualistische Erkenntnisprinzip.* Wien: Edition Passagen.

11 Cecatto, Silvio. (1949). *Il Teocono (Translation: Teocono or Of the Path that leads to Truth).* Mailand: Methodos, Vol. 1 No. 1.

12 Von Cecatto vom italienischen Wort für Wissenschaftstheorie theoria conoscitiva abgeleitet.

Günther S. Hanzl

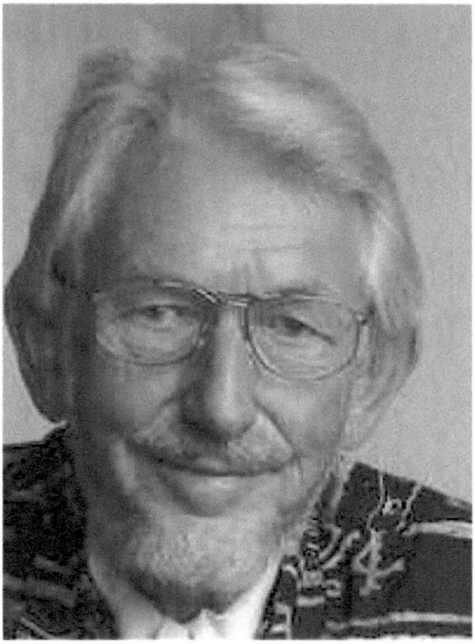

Seit über 30 Jahren leistet Dr. med. Günther S. Hanzl durch seine Forschungsarbeit, Dozententätigkeit und umfangreichen Veröffentlichungen einen wesentlichen Beitrag zur EAV (oder „Medizinische System- und Regulationsdiagnostik") als auch zur Formulierung neuer medizinischer Modelle, die auf einen Paradigmawechsel in der Medizin abzielen.

Arbeiten mit Bezug zum Konstruktiven Realismus

(G. S. Hanzl)

Die Fäden des grossen Netzes: Der Buddha, die Quantenphysik, der Konstruktive Realismus und die Evolutionsanthropologie. Bielefeld: tao.de in J. Kamphausen, 2014.

Ist unsere Medizin noch zu retten? – Plädoyer für eine Horizonterweiterung; besonders: „Nachwort und Empfehlung an unsere Gesundheitspolitik" Neu-Isenburg: LinguaMed Verlag, 2005.

„Der Buddha, die Quantenphysik und Wallners Konstruktiver Realismus – Versuch einer interdisziplinären Verfremdung". In: Wallner F, Agnese B. (Hrsg.): *Konstruktion und Verfremdung, Philosophica 16.* Wien: Braumüller, 1999. S. 91–110.

(Günther S. Hanzl)

Der Konstruktive Realismus

Wir können viel lernen von den Philosophen, zum Beispiel „warum es die Welt nicht gibt", wie Markus Gabriel uns das erklärt. Wahrscheinlich könnte man von anderen auch lernen, warum es die Welt gibt. Oder, warum die Welt eigentlich ein Zwischenzustand zwischen Beidem ist. Oder die Emergenz aus Beidem. Das schiene mir – einem Nicht-Philosophen – die interessanteste These zu sein.

Auch wenn *„sich über die Philosophie lustig zu machen"* – nach Blaise Pascal – *„wirklich philosophieren"* sei, liegt mir dies fern, zumindest seit 18 Jahren; denn damals hatte ich Professor Dr. Fritz Wallner kennen gelernt. Seither versuche ich immer wieder und in allen Lebenslagen zu „verfremden".

Kennen gelernt hatten wir uns unter recht erfreulichen Bedingungen: An einem schönen Hochsommertag – dem 7.Juli 1997 – hoch über dem Luzerner See auf dem Bürgenstock.

Es ist wohl eines der schönst gelegenen Kongresszentren überhaupt. Und wahrscheinlich hat diese Atmosphäre dazu beigetragen rascher Bekanntschaften zu schließen.

Eingeladen hatte ein Collegium Humanum zu einem 5-tägigen Kongress unter dem Titel *„Fortschritt und Medizin"* oder – in der englischsprachigen Version – *„High Technology Medicine – Myth Reality Vision"* (es handelte sich ja um einen „World Congress"!).

Ich hatte einen Vortrag am ersten Tag gleich nach der Mittagspause zu halten und unmittelbar vor einem Vortrag eines Professor Dr. Fritz Wallner. Da zur angegebenen Zeit der Saal sich mit bereits ungeduldigen Hörern gefüllt hatte, aber Kongressleitung, Moderation und Vorsitz noch gemütlich beim Mittagessen saßen und außerdem die nicht abzuschaltenden Lautsprecher volltönende Tischmusik abstrahlten, wuchs mein Frust und Ärger laufend an. Da ergriff ein freundlicher und engagierter Mann – also offensichtlich ein Philosoph –, der sich als Fritz Wallner und nachfolgender Sprecher zu erkennen gab, die Initiative. Er sorgte für Ruhe – auch der Lautsprecher und, wenn ich mich recht erinnere, stellte er mich auch vor oder führte mich ein. Und nach meinem Referat, das den Titel trug: *„Medizin zwischen Dogma und Erkenntnis – Plädoyer für einen erweiterten wissenschaftlichen Horizont"*, sagte er mir sogar, dass ihm mein Vortrag gefallen habe und er mich gern zu einer Tagung nach Wien einladen würde. Man kann sich vorstellen, dass dies alles mein Interesse an der Philosophie neu zünden musste.

Bei den folgenden gemeinsamen Dinners, an denen sich aber Wallner nur verbal beteiligte – er machte gerade eine strikte Fastenkur – wurde die Bekanntschaft weiter ausgebaut. (In meiner damaligen konstruktiv-realistischen Naivität hielt ich das Fasten während opulenter Dinner für eine Form angewandter Strangification.)

Jedenfalls wuchs dabei mein Interesse am „Konstruktiven Realismus".

Was meinen Wissensdurst betrifft, so hatte ich als Literatur zunächst nur die *Acht Vorlesungen über den Konstruktiven Realismus* und die *Gespräche über den Konstruktiven Realismus* (mit Pietschmann) zur Verfügung, erst später *How to deal with science*. In den folgenden Jahren vertiefte sich unsere Bekanntschaft durch die Einladung und Teilnahmen an den Kongressen in Wien und durch häusliche Besuche zu einer nahezu freundschaftlichen Beziehung.

Was die Auswirkungen des Konstruktiven Realismus betrifft, so sind sie bei der sehr unterschiedlichen Art meiner beruflichen Aktivität vorwiegend indirekt. Allerdings haben die recht präzisen Aussagen des Konstruktiven Realismus mein Denken und meine Veröffentlichungen – es ist eine ziemlich große Liste – deutlich beeinflusst, sowohl die Medizinischen Beiträge, vor allem aber mein letztes Buch *Die Fäden des großen Netzes*, in dem ein Kapitel dem Konstruktiven Realismus gewidmet ist.

Ich hatte bereit früher in Veröffentlichungen und Vorträgen immer wieder auf die Wichtigkeit hingewiesen, Pflichtvorlesungen in Wissenschaftstheorie auch für die medizinische Ausbildung einzuführen. Gerade in der Medizin, mit der sehr starren Wissenschafts-Gläubigkeit – trotz des rasanten Wechsels „wissenschaftlicher Wahrheiten" – wäre ein Wissen um die Relativität ausgesprochen heilsam. Auch die „Interdisziplinäre Verfremdung" könnte, so scheint mir, einige der eklatanten Denk- und Therapiefehler aufdecken oder verhindern. Dies hatte ich beispielsweise im „Nachwort und Empfehlung an unsere Gesundheitspolitik" in meinem Buch *Ist unsere Medizin noch zu retten?* deutlich gemacht.

Doch sollten meines Erachtens die Erkenntnisse des Konstruktiven Realismus auch zunehmend das Alltags-Bewusstsein durchdringen. Die Konsequenzen für eine neue säkulare und allgemein akzeptable Ethik habe ich in meinem jüngsten Buch wie auch im kürzlichen Vortrag in Thailand aufzuzeigen versucht.

Ich sehe also noch weitläufigere Aufgaben für den Konstruktiven Realismus und seinem Schöpfer und wohl engagiertesten Vertreter, Professor Dr. Friedrich Wallner.

Es war vor gar nicht so langer Zeit – nämlich vor zehn Jahren: Da hatte ich die Ehre und das Vergnügen, eine kleine Laudatio zu Wallners 60.Geburtstag zu halten. Ich werde mich nun anstrengen müssen, um auch an seinem 80.Geburtstag noch zu den Gratulanten zu gehören.

Möge er noch reichlich Zeit und die entsprechende Gesundheit dazu haben!

Alberto Hidalgo

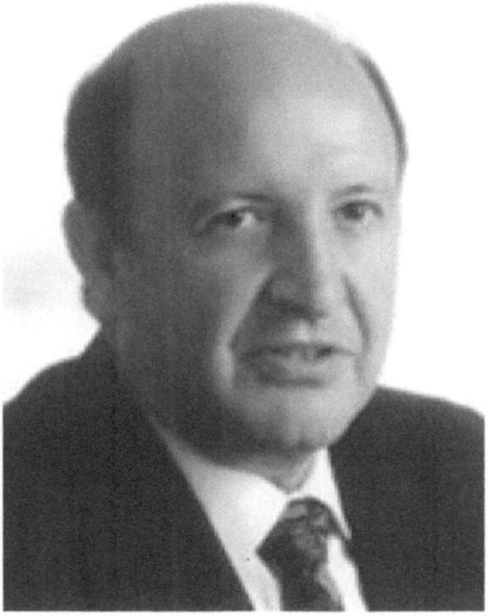

Professor of Sociology of Knowledge and Science at the University of Oviedo, he has been senior teacher at the Senior High School until finishing his PhD about the Categorical Closure in Administrative Sciences (1989), with Gustavo Bueno as his doctoral advisor. Author of manuals like *Historia de la Filosofía* (1978), *Symploké* (1987) or *Ciencia, tecnología y Sociedad* (1999), he was the president of the Asturian Society of Philosophy (1982–2000), has published more than a hundred of articles in journals of his specialty, has coordinated the Doctoral Program about "Cooperation and Social Welfare", and has supervised 15 doctoral thesis. Specializing in current tendencies of philosophy, he is an elected member of the International Academy of Humanism (New York), and he also belongs to the Faculty of Education and Teaching.

Email: ahidalgo@uniovi.es

(Alberto Hidalgo)

Constructive Realism

1. How did you learn to know Friedrich Wallner and the Constructive Realism?

I learned to know Professor Fritz Wallner in the late nineties of the twentieth century in the Gustavo Bueno Foundation of Oviedo during a lecture he gave as Professor of Theory of Science at the University of Vienna. At that time he presented himself as the successor of the Vienna Circle, although he reproached its members their narrow positivism and their failed claim to overcome metaphysics, whereas they did not notice that they fell upon a certain kind of metaphysics on their own. In this sense, he recognized certain affinities between his Constructive Realism and Gustavo Bueno's Philosophical Materialism, particularly with the Theory of Categorical Closure. Precisely those coincidences declined me to invite him as the president of the committee of Nicole Holzenthal's doctoral thesis, defended by her at the University of Oviedo in 2009 with the title «*La Idea del espacio antropológico en el Materialismo Filosófico – su alcance y rendimiento en el análisis de las instituciones de los Maring de Nueva Guinea*» (The Idea of anthropological space in Philosophical Materialism – the scope and performance analyzing the institutions of the Maring in New Guinea). Insightful and astute observations made by Dr. Wallner on the thesis written in Spanish and with an extensive summary in German to qualify for the European Mention, which Dr. Holzenthal won with her cum laude, made me conceive the idea of inviting him as an Extraordinary professor Excellence Campus of our University of Oviedo. This plan was carried out during the months of September and October 2011, during which Dr. José Antonio Méndez, Dr. Holzenthal and I, along with our students of Teacher's Master Official had the opportunity to discuss with Professor Wallner the ideas on Constructive Realism and its application to the case of Chinese Medicine. The results of these meetings have been published in a book.[1]

1 *Acerca del realismo constructivo, Lecciones de Oviedo*. Edited by Nicole Holzenthal. Oviedo (Spain): Ediuno, Servicio de Publicaciones, 2013.

2. What publications or ideas by Wallner or about the Constructive Realism have made the biggest impression on you?

The most interesting point to me is Wallner's proposal to develop a very innovative intercultural strategy for Philosophy of Science in order to manage the relationships between science and culture. I am referring to the method he has denominated Verfremdung in German, and which is usually translated into English as "strangification" and into Spanish as "extrañamiento" el since 1994[2]. Particularly I was impressed by the emphasis with which he expressed in Oviedo: "To use Western methods to investigate Chinese Medicine is senseless. Any idea of causality, separation of body and mind, contraposition of subject and object should be abandoned. We should instead observe the relationships between systems. Symbolism substitutes material substrates in Chinese thinking. This is a central point in our research on Chinese Medicine: to recognize the differences between Western presuppositions and Eastern ones. In the background of the Chinese scientific thought you find the metaphors. The Chinese thought is highly "linguistificated". Western thought consists in a reduction of the sensible experience to mathematics or to data, whereas Chinese thought is a way of making the world linguistic".[3] Wallner thus defends that this scientific proceeding legitimates interdisciplinary actions the other Western methods may not legitimate, because only this one establishes links between two different symbol systems. He/it presupposes therefore the existence of what the phenomenological tradition calls "symbolic institutions" ("Stiftungen") or realities which are constructed starting from the perspectives of observation of different sciences and/or theoretical systems, including technologies, world views, philosophies or ideologies. But the revolutionary change the Constructive Realism (CR) proposes, in opposition to his predecessors of the Vienna Circle, takes place when he changes the approach from a "logical and empirical truth of the scientific propositions" into its technological or non-linguisticated side of operations in scientific research. This intrigues me, because then the Verfremdung must be carried out beyond the linguistic sphere, what

---

2 Fritz Wallner founded the Constructive Realism as a associative intercultural movement in 1987, and in 1992 he had already spread it fundamental thesis in various universities of India, China, Southeastern Asia and South America. It seems to me that the first presentation in Spanish is *Ocho lecciones sobre el realismo constructivo*, Valparaiso, 1994 (with an introduction by Hugo Ochoa).

3 *Op cit.* (2013), p. 109.

suggests that, although he wants to make comparisons between the Realities of different cultures, the contraband passes through the level of the Wirklichkeit.

Perhaps that is why Peter Janich relocates Wallner's position as an attempt of mediation between the (naturalistic) *Radical* and the (culturalistic) *Methodological Constructivism* by the School of Erlangen, to whose second generation Janich belongs. From this perspective no scientist operates exclusively with pure methodological criteria, but taking into consideration norms and practical (ethical and moral) orientations, as well as metaphysical suppositions implicated in the concept of nature itself which remit to a proto-physics, a proto-chemics, a proto-biology, a proto-psychology, and even a culturized proto-epistemology. What intrigues me is the ontological status of this "proto stratus" (estrato proteico), and my question is if there is any possibility of analyzing or characterizing this „original zone" in which, by principle, no identity seems to exist? It seems to me that Janich changes the level when he says that "in ordinary life we distinguish practically between many forms of knowledge and of truth through the different ways [-we have) to judge the linguistic representations, and the validity of the knowledge… the estimation of probabilities… each of which are present and "overfly" the sciences and the humanities".[4]

Daniel Weidner, on the other hand, compares the CR with the phenomenological terminology (*intentionality, constitution, reduction*), concluding that "this new paradigm of subjectivity is a fruitful one, for philosophy as well as for theory of science", not only may it avoid the three problems Husserl himself shows about the subjective reduction (in the beginning of the *Vormeditationen*, the danger of the "Urgegebenheit" or inevitable presence of the ego, which remits to the Cartesian idealism, and the fiasco that the result is only *subjectivist*), but because he emphasizes that the notion of "*corpus* of science" as something not capable of being reduced to something *formal*: "To speak of the *corpus* of science is to perceive science as a network of institutions, practices, and representations. This corpus is neither the producer (constructor) of our knowledge nor just an instrument with which we perceive the world – like our own body, which is neither constructed nor objective, but a constituted-constituting, it is the medium through which and in which we are in the world. To analyze knowledge as embodied involves history, too: the body displays what Husserl calls '*inner history*'. This history of the body is present and legible rather in its inner structure (its inscriptions and

4 Peter Janich, «From constructivism to culturalism», in Thomas Slunecko (ed.) *The movement of Constructive Realism. A Festschrift for Fritz G. Wallner*. Vienna: W. Braumüller, 1997. 55.

sedimentations) than in any external influences. It is therefore a paradox history (a history without events), a history which only makes sense as *transcendental history*." And in order to illustrate this interpretation, Weidner refers to Merleau-Ponty (*Leib/Körper*) and Derrida in various footnotes[5].

I will not add more information about the bridges the CR builds with other current tendencies of thought (i.e. with the a la Philosophy of Language, and especially with the also called Constructive R*ealism by* Van Fraassen and Giere, according to Blackmore, or with the Translation Theories from Quine to Davidson, not to speak of the Theory of metaphor by Lakoff, because the *tolerance* characteristic for constructivisms, according to Hugo Ochoa, (and we should not forget Maturana and Varela), shows eloquently the fact that in the three visits to Oviedo, Wallner always emphasized his affinities with Gustavo Bueno's Philosophical Materialism[6].

3. Do you apply the Constructive Realism in your work?

I have tried to apply Constructive Realism in my research about the cultural background of the Human Rights, which claim to be universal. For this issue, I had used Merleau-Ponty's notion of "savage essences"[7]. But I think Wallner's "Verfremdung" is ahead of other strategies due to its large experience of intercultural contact with the Chinese society and culture, studying precisely the way in which Western (universal) science is received, interpreted and assimilated by the traditional Chinese Philosophy, and vice versa[8]. I agree with the conceptual

---

5 Daniel Weidner, "Construction or constitution? A comparison between constructivist and phenomenological terminology", *ibid.* 1993, p. 83.

6 Nicole Holzenthal has studied in detail these relationships in „Berührungspunkte und Kontraste zwischen dem Konstruktiven Realismus und dem Philosophischen Materialismus": F. Wallner, K. Greiner, and Martin Kandl (eds.): *Aus dem Umfeld des Konstruktiven Realismus (CR). Studien zur Wissenschaftskultur,* Frankfurt/Berlin/Berna/Bruselas/New York/Oxford/Vienna: Peter Lang, 2010, p. 165–187, and in "Auseinandersetzung des Philosophischen Materialismus mit dem Konstruktiven Realismus": *Aspekte des Konstruktiven Realismus*. Frankfurt. Peter Lang, 2012.

7 A. Hidalgo: "Esencias salvajes y existencia de los derechos humanos. Primera Parte: Elucidación conceptual sobre el sentido de la expresión en Merleau-Pont", and in "Interculturalidad de los derechos humanos: el caso de China. Segunda Parte", both in *Eikasía. Revista de Filosofía*, Año X, nº 60 (2014): 61–100 y nº 61 (2015): 9–34 (Digital edition: http://www.revistadefilosofia.es).

8 A sample of this work can be found in what Vicent Shen establishes, since 1994, extending the *Verfremdung or Strangification* to culturally heterogeneous worlds, and

clarification by Vessela Misheva using instruments taken from sociology of knowledge and the therapeutic concept of Philosophy. I agree to distinguish Wallner's "Wirklichkeit" from Maturana's "environment", for the simple reason that if we do not, we must assimilate the "*Realität*" to the *system* of General System Theory. The understanding of *Wirklichkeit* as *actuality or effectivity* preserves the meaning of the German etymology, and furthermore suggests the image of an energetic world that acts for its own, in it own, and also on us. But above all, Misheva proposes a more radical interpretation of the term *Strangification*, where what cannot be "strangified" (i.e., converted into meaningful to other Ideas or interpreted from the inside of another scientific context) belongs to the area of the "private experiences" and should be excluded, being a hindrance in the collective enterprise of science. Therefore, he refers to the "savage essences", which cannot be subjective. If we apply this criteria in both directions, you cannot use the arrogant argument that natural sciences are in possession of an objective truth which permits them to translate anything real into their terms. Because they cannot include their self reflection without reductionism; they should not only concede legitimization to the social sciences which explain the institution of science itself, but also to any Philosophy which is equipped with a plan of reconstruction, be it or not a Western one. So it is not only about taking a different piece of the same "jigsaw" or puzzle, and to try to find a place in it one attempts to solve. Taking into consideration that the current and effective world (*Wirklichkeit*) described by different sciences is the same one, although the observation positions and interpretative strategies might be different, it is possible from Wallner's CR to assume a framework for the

---

not only concerning one discipline: *Confucianism, Taoism and Constructive Realism* (WUV, Vienna, 1994). In order to find a systematical presentation of Constructive Realism it is necessary to turn to the impressive collection *Culture and Knowledge*, edited by Friedrich G. Wallner in Peter Lang, Frankfurt from 2005 on, in 2011 already 16 volumes were published, of which I set off here the Vol. 5 by Kurt Greiner/Friedrich Wallner/Martin Gostentschnig (eds.) *Verfremdung – Strangification. Multidisziplinäre Beispiele der Anwendung und Fruchtbarkeit einer epistemologische Methode*, 2006; the vol. 7 by Kambiz Badie /Maryam Tayefeh Mahmoudi: *Strangification: A New Paradigm in Knowledge Processing and Creation*, 2007; the vol. 9, *Five Lectures on the Foundations of Chinese Medicine*. Copyedited by Florian Schmidsberger, 2009; vol. 10 by F. Wallner/ Gertrude Kubiena/Martin J. Jandi (eds.), *Understanding Traditional Chinese Medicine*. Consultant: Lena Springer, 2009; volume 11 by Fritz Wallner/ F. Schmidsberger/ F. Martin Wimmer (eds.) *Intercultural Philosophy: New Aspects and Methods*, 2010; and vol. 16, the third systematic exposition by Wallner himself: *Systemanalyse als Wissenschaftstheorie III. Das Vorhaben einer kulturorientierten Wissenschaftstheorie in der Gegenwart*, 2011.

social sciences in which *anybody* puts pieces of his/her own *puzzle*. But in order to do it, Misheva warns us against the philosophical error to confuse "translation" as the work of a "*translator*" or "Übersetzer" with the interpretation as the work of an "*interpreter*" or "*Dolmetscher*". As for what seems obvious to one person, does not have to be obvious for another one, any critique may be seen as an interpretation. It depends on the observer's position. That is why Derrida suggests that any translation involves a transformation.[9]

So, in accordance with the method of *strangification,* which starts with the behavior of the scientists and implies uncertainty, choices between equally possible alternatives, transformation into search proceedings, but also auto-reflexive therapy – when the pieces of the puzzle move in order to fit into another one, far from loosing, we can gain precision in the descriptions, but by this proceeding we also go further in the comprehension of cultural complexity otherwise not achievable. This way, the scientists who apply this method of *strangification* find themselves involved in the shared construction of a common jigsaw or puzzle, in which each science can contribute to the clarification of all the details of the new image. As a consequence, when Fritz Wallner proposes from his Viennese Theory of Science the method of "*Verfremdung*" or "*Strangification*")[10] in order to understand the other cultures and the categorical immeasurableness between cultures, he points at differences that are quite more profound than the changes of meaning the same terms suffer in different "*successive epistemata*" in one and the same culture, as Michel Foucault showed it in the 1970es, just after Merleau-Ponty's death. But he himself winks at the scientific revolutions by Thomas Kuhn.

9 Vessela Misheva: "Constructive Realism: Towards a construction of a new reality" in Thomas Slunecko (ed.) *op cit.* 1997, p. 109–144. This very intelligent interpretation of the CR is explained in a footnote like this: "The distinction which Constructive Realism provides between *Wirklichkeit* and *Realität* is a good framework for explaining the essence of this mood. Most scientists are convinced that 'the end of the world' should come; however, this refers not to the world in which we live [or *Wirklichkeit*, as Wallner has it], but rather to the world science has constructed. Furthermore, the term 'Apocalypse' today unjustly seems to be loaded with bad feelings. *Apo-calypses* means 'to uncover'. In this sense the 'apolyptic mood" also expresses the conviction that 'the spirit' who should bring the Apocalypse, or who should 'un-cover? What has been covered perhaps since 'the foundation of the world' (…scientific one)", p. 109.

10 "Strangification means to 'transfer one (logical) system of propositions from its original context into another context… During the process of translation and within the new context, shortcomings as well as new aspects may become obvious. Strangification is a scientific tool. It helps to realize unconscious or unnoticed assumptions and elucidate the nature of the applied methods", *op. cit.*, p. 297.

According to F. Wallner, there are many differences between Western thinking and Chinese thinking: ontological differences, methodological ones, of the way of thinking, differences in the theoretical structure, and in the experience. So the fundamental presuppositions for their sciences, technologies and their way of being in the world also change. The "*Lebenswelt*" or life world of a Chinese is different from the Western one is a fact usually admitted easily, but our cultural presuppositions make us think that we are installed in the truth or at least in an evolutionarily more advanced status. And this is also our error concerning the Human Rights, an extended error made in the international organisms in which people from very many cultures work, but educated in Western universities.

It is true that concerning the religions, the method of "*Verfremdung*" or strangification permits Vincent Shen to bring about a dialogue between Buddhism and Christianity, once marked the profound differences which affect their world views (transcendence versus immanence), their objectives (*salvation* versus *illumination*), their ascetic practices, and even their ethics.[11] Wu Xianhong, after investigating the difficulties of implanting Western sciences in China and praising their potential of *strangification* in order to construct a new intercultural Philosophy, then he concludes ironically:

> "In fact, it is not only helpful for non-western cultures to *strangify* Western science, but also helpful for western culture to understand its own product, namely western science, which nowadays it does not seem to understand very well. The basic problem is that science, by the common ideology of the West, is understood only inside the frame of the western culture, and many people in the non-western societies understanding, through which they believe that they have also understood science. If we see how hard the academic students in China work to follow the ontological arguments raised by Einstein and Bohr on the interpretation of Quant Theory, we may experience a feeling of the pression because they have missed an opportunity to find new interpretations. The situation is the same, with respect to understanding the applications of science. Generally speaking, if we were able to successfully strangify scientific microworlds among cultures, we would enable as far better comprehension of science, of every culture, and thereby be able to advance the human condition throughout the world".[12]

In terms of Merleau-Ponty we would say that the method of *strangification* (a neologism which combines the idea of knowledge transfer with the ideas of

---

11 Vincent Shen: "Inter-religious dialogue between Buddhism and Christianity conceived with strangification and contrast", in Thomas Slunecko (ed.) 1997, op. cit., p. 225–41.

12 Wu Xianghong: "What can Constructive Realism do for transferring science?" in Thomas Slunecko (ed.) *The movement of Constructive Realism. A Festschrift for Fritz G. Wallner*. Vienna: W. Braumüller, 1997. 223.

contraband and hybridation) by Wallner is a proceeding destined to cross the chiasm that exists between the *naturalistic scale*, on the one hand, in which the sciences move (and which he classifies with the rich terminology associated to *Realität —Lebenswelt*, microworlds, etc.—), and the *phenomenological scale*, on the other hand, to which the ontologies, gnoseologies and the philosophically elaborated refer to, as a last resort, and which the wise Viennese doctor has preserved in the sacred name of *Wirklichkeit*. As it affects totally one of the most refined and unbalancing products of human activity, science and the associated technologies, it stirs up the core of all the strata of *human reality*. The most energetic and complicated stratum of those which mostly affect the *human condition* is the ethical stratum, in which intentionally the humanity qua tale is articulated, although we cannot specify which are its limits.

Concluding this outline, which deserved a much deeper investigation, as a reference to the Human Rights and their respective cultural links as "savage essences" it seems more operative for China to go back to their cultural origins and try to understand why the current authorities prefer the Confucian "Stiftung" or "Nachstiftung", as a tradition to refer to in order to fund their adhesion to the international pacts and protocols, [seems more operative] than to refer to other Chinese authors and traditions which could get them closer to the sensibility that predominates in the UNO and, of course, more than the philosophical treatise by Mao (converted into a touristic icon for commercial purposes). Referring to the notion of "savage essence", nevertheless, it is not about taking Merleau-Ponty's thought in order to search for antecedents or the differences with any Chinese tradition as, for example, Kuang-Ming Wu does, no matter how many analogies we can find between the links both establish between the body and the world[13]. In contrary, it is about executing a "regressus" through the diverse cultural "Stiftungen" of the Human Rights going back to the humanitarian behavior which constitutes the basic human decencies, on which the original experiences of these Rights have settled down, so that inside them the savage essences (which they are based on) reverb or blink in them. It is obvious in this context that only if, beyond its cultural classification, the Human Rights formulated by the international organisms had their base in certain savage essences, the human community to which they appeal would have a more profound support in the "Wirklichkeit" than the one associated to the biological naturalism which provides Genetics or Theory of evolution, all of them artificial sciences settled in the "Lebenswelt".

13 Kuang-Ming Wu, *On Chinese Body Thinking: A Cultural Hermeneutics*, Leiden (NL): Koninklije Brill, 1997.

4. What is the most relevant contribution of the Constructive Realism?

His way of looking at the ontological problems without any complex, due to the a la distinction between "Realität" and "Wirklichkeit", his deep Ethical commitment to *interculturality* accepting *pluralism* as an inalienable and enriching *factum*, but, above all, his methodological daring when applying the *Verfremdung* to really paradox, complicated and probably insoluble situations. Apart from that, I am delighted with the vital positive attitude of Fritz Wallner towards the "others" no matter their races, believes, religions, ideologies, and philosophies.

Oviedo, January 8, 2015

Nicole Holzenthal

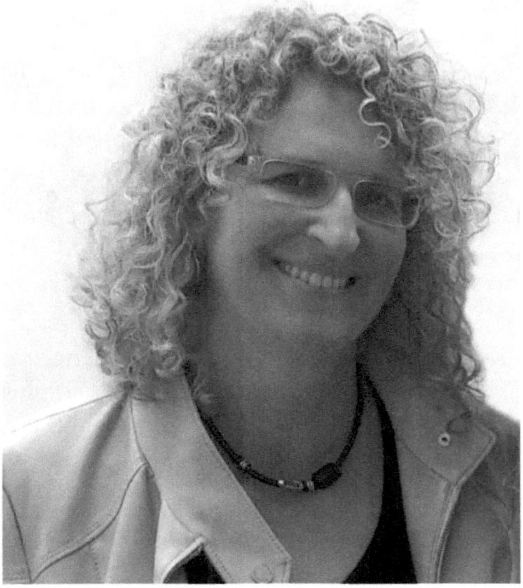

Nicole Holzenthal (*1970): President of Intersophia – International Network of Philosophical Studies (www.intersophia.org), researcher at the University of Oviedo, Spain, and at the Gustavo Bueno Foundation; Professor of Political Philosophy at the Private University ESNE.

Doctor of Philosophy (PhD with summa cum laude) at the University of Oviedo, after a M.A. at the Johannes Gutenberg University Mainz in Philosophy and Spansh Philology; she is also author in the area of Philosophy for the *Brockhaus-Enzyklopädie.*

She works as Sworn Translator for German Courts, Project Coordinator (translation, edition and audiovisual productions), and codirector of Documentary films at Cima & Holzenthal (www.cima-holzenthal.com).

Areas: Philosophy of Culture, Philosophy of Science, History of Philosophy, Political Theory; Translation Theory and Applied Linguistics.

Email: nh@intersophia.org

Contributions in the framework of Constructive Realism

(Nicole Holzenthal)

Articles

„Berührungspunkte und Kontraste zwischen dem Konstruktiven Realismus und dem Philosophischen Materialismus“, in K. Greiner und F. Wallner (eds.): *Aus dem Umfeld des Konstruktiven Realismus (CR). Studien zur Wissenschaftskultur.* Bern/Frankfurt/New York/Brüssel: Peter Lang, 2010. 165–187.

„Wissenschaftsphilosophische Fragen an den Philosophischen Materialismus und den Konstruktiven Realismus“, in A. Schulz und F. Wallner (eds.): *Aspekte des Konstruktiven Realismus / Aspects of Constructive Realism.* Bern/Frankfurt/New York/Brüssel: Peter Lang, 2012. 179–204.

“Die Kultur – ein Konstrukt“, in A. Schulz und F. Wallner (eds.): *Construction and Interpretation Concepts of a Culturally Guided Philosophy of Science.* Bern/Frankfurt/New York/Brüssel: Peter Lang, 2013. 147–169.

“Culture and Medicine in the Philosophical Materialism and Constructive Realism“, in F. Wallner (eds.): *The Concepts of Health and Disease – from the Viewpoint of four Cultures.* Nordhausen: Traugott Bauz, 2014. 91–118.

“How do cultural presuppositions influence sciences? – Illustrated by means of the Western distinction phenomena/something behind in genetics”, in Friedrich Wallner (ed.): *Buddhism – Science and Medicine.* Wien: Peter Lang, in print.

Book Edition

Wallner, Friedrich: *Acerca del Realismo Constructivo. Lecciones de Oviedo de Friedrich Wallner.* Oviedo: Edition und Einleitung von Nicole Holzenthal. Oviedo: Servicio de Publicaciones de la Universidad de Oviedo, 2013.

TV Interview

Nicole Holzenthal/Friedrich Wallner: *Die Begründung des Wissens.* Intersophia & DocuReport, 2011. (www.youtube.com/intersophia).

Lectures

14.7.2011 “Philosophischer Materialismus und Konstruktiver Realismus” during the Research Day *Features of Constructive Realism I* at the University of Vienna (Austria)

23.5.2012 “Relationismus: Interkulturalität und Interdisziplinarität im Konstruktiven Realismus und im Philosophischen Materialismus“ during the Conference *Growing knowledge* at the Sigmund-Freud-Private University (SFU), Vienna (Austria)

1.6.2013 "Medicine and Culture in Philosophical Materialism and Constructive Realism" at the Conference *The Concepts of Health and Disease. From the Viewpoint of four Cultures* (31.5. – 2.6.2013) at the Sigmund-Freud-PrivateUniversity (SFU), Vienna (Austria)

31.5.2014 "How do cultural presuppositions influence sciences?" during the Conference *Buddhism – Science and Medicine* (29.5. – 1.6.2014) at the Sigmund-Freud-PrivateUniversity (SFU), Vienna (Austria)

20.2.2015 "Ethics and Morality in Intercultural Situations" at the Conference *International Conference on Buddhist Ethics and Theory of Knowledge: The Practical Meanings of Strangification and Constructive Realism* (20.-21.2.2015) at the Thammasat University de Bangkok, in collaboration with the World Buddhist University (Thailand)

5.5.2015 "Culturally different Presuppositions of Ethics and Morality?" at the Conference *Constructive Realism (CR) – 25 Years* (4.–7.5.2015) at the Sigmund-Freud-PrivateUniversity (SFU), Vienna (Austria)

(Nicole Holzenthal)

Interkulturelle Auseinandersetzung und der Konstruktive Realismus

1. Begegnung

Ich habe schon zu Studienzeiten, es muss um 1992–94 gewesen sein, mit meinen Kommilitonen an der Johannes Gutenberg-Universität Mainz über die konstruktivistische Unterscheidung zwischen „Wirklichkeit" und „Realität" diskutiert, die ja bei Wallner zentral ist. Persönlich bin ich Professor Wallner dann aber erst 1999 als Doktorandin begegnet. Als Stipendiatin des Spanischen Außenministeriums hatte ich in Oviedo (Nordspanien) an der Stiftung Fundación Gustavo Bueno auch u.a. die Aufgabe übernommen, ausländische Professoren zu betreuen. Wallner war eingeladen, an dieser Philosophie-Akademie einen Vortrag über seinen „Konstruktiven Realismus" zu halten, der ja mit dem dort vertretenen System „Philosophischer Materialismus" von und um Gustavo Bueno einige Überschneidungen und Berührungspunkte aufweist. Im Anschluss an seinen Vortrag entstand eine interessante polemische Auseinandersetzung. Soweit ich mich daran erinnere, drehte sie sich vor allem um die Kritik am Konstruktiven Realismus, weitgehend im Bereich der Epistemologie zu bleiben, während den Philosophischen Materialisten aus Oviedo eben die erkenntnistheoretische Auseinandersetzung nicht reicht und eine sogenannte „gnoseologische" Perspektive hinzukommen soll, die von den ganzen Wissenschaftskörpern und ihrer Vielfalt und Mannigfaltigkeit handelt. Das bedeutet, dass dort nicht mehr hauptsächlich das erkennende Subjekt dem zu erkennendem Objekt gegenüber steht, sondern vielmehr sollen Wissensfelder in deren voller Komplexität untersucht werden, in der erkenntnistheoretische nur Teilaspekte darstellen. Sich auf alle möglichen Relationen zwischen Konstruiertem zu konzentrieren, anstatt die Betrachtung auf die Subjekt-Objekt-Verhältnisse zu beschränken, ist eine Forderung, die sich nun im Konstruktiven Realismus allerdings auch findet.

2. Impressionen

Die meiner Meinung nach interessantesten Punkte drehen sich um Wallners Betrachtungen zu den kulturell bedingen Vorannahmen, die die Denkstrukturen prägen, und um die Konsequenz, dass in der Folge zwischen den Kulturen an gewisse Punkten eine unüberwindbare Inkompatibilität herrscht. Kein schöner

Gedanke, wahrlich, aber durchaus „realistisch“ – und ihn zuzulassen macht uns bereit, die manchmal konfliktgeladenen Relationen zwischen Kulturen zu verstehen. Wallner ist sich bei seinem Versuch, andere Denksysteme zu verstehen, durchaus im Klaren darüber, das bei kulturell völlig anderen Kulturen ein Verstehen ein durchaus schwieriges Anliegen ist und nur indirekt vonstatten gehen kann: per Verfremdung. Durch sie können implizite Vorannahmen eines Wissenssystems explizit gemacht werden.

Für mich sind die konstruktiv-realistischen Gedanken in den Bänden *Systemanalyse als Wissenschafstheorie* besonders schön dargestellt (herausgekommen ab 2008 mit dem Band I *Von der Sprachlichkeit zur Kulturalität*). Inhaltlich und zeitlich bedingt waren es vor allem der Band II (2010), mit seiner Beschäftigung mit dem *Kulturalismus als Perspektive der Philosophie im 21. Jahrhundert* und Band III *Das Vorhaben einer kulturorientierten Wissenschaftstheorie in der Gegenwart*, mit denen ich mich besonders intensiv auseinandersetzte und die mich am meisten beeindruckten und sicherlich beeinflussten. Denn in diesen Schriften wurde Wallner dem Ansatz besonders gerecht, sich den theoretischen Anforderungen zu stellen, die die Realität von einer Pluralität an Denkansätzen an uns stellt. Ich sage vorsichtig und bewußt „Denkansätze“ (nicht Wissenschaften, wie er), da ich die Frage, ob es sich etwa bei den medizinischen Ansätzen immer um Wissenschaften handelt, noch im Raum stehen lassen möchte.

3. Interkulturelle Auseinandersetzung

Ich selbst wandte dem Konstruktiven Realismus verwandte Verfahren sicherlich recht implizit bei meiner Doktorarbeit an. Professor Wallner, der freundlicherweise 2009 den Vorsitz meiner Verteidigung übernommen hatte, lobte mich dafür, in meiner Arbeit in ihrem “interkulturellen” Aspekt dem KR sehr nahe gekommen zu sein. In der Folge schaute dann noch einmal etwas genauer hin. Ich hatte bei dieser Dissertation *Die Idee des anthropologischen Raums im Philosophischen Materialismus* untersucht, indem ich, wie auch der Untertitel besagt, die *Reichweite und Leistungsfähigkeit* der materialistisch-philosophischen Werkzeuge *bei der Analyse der Institutionen der Maring Neuguineas* überprüfte. Die Maring sind ein Stamm in den Highlands des Westteils der ozeanischen Insel. Sie lebten bis in die 1950er Jahre hinein in quasi steinzeitlichen Verhältnissen und bewegten sich in einem überschaulichen Lebensraum, mit durchdeterminierten Relationen zu bestimmten Pflanzen, Tieren und Menschen, welche mit Gustavo Buenos „Achsen des anthropologischen Raums“ wunderbar analysieren lassen; und dies Netz an Relationen wurde ab dem Moment der Konfrontation mit der westlichen Kultur plötzlich grundlegend verändert. All dies – also sowohl die “Primitivität” als auch der Umgang mit der schnellen Entwicklung danach –, zog einige Etnologen an, die mit den verschiedenen Maring-Gruppierungen lebten, um sie teilnehmend zu erforschen. Wie die Maring-Kultur als "morphodynamisches" Gebilde (ein etnologisches Theorien-Gebäude) von den Ethnologen und schließlich den Maring selbst konstruiert wurde – zuvor hatten sie sich nicht als Ganzheit aufgefasst –, dieser Aufbau stand bei mir im Vordergrund, noch mehr als die Struktur ihrer "Kultur" selbst bzw. ihre Entwicklung in der zeitlichen Abfolge selbst. Auch die Denkstrukturen der Maring stellten dabei nur einen Teilaspekt dar, wobei die traditionelle Maringsche Denkstruktur die Eigenart aufweist, extrem wenig zu differenzieren zwischen Handlungsbereichen: religiöses, landbauliches und medizinisches Vorgehen gingen fließend ineinander über, Differenzierungen sind bloße Projektionen (oder Konstruktionen) der entsprechenden Wissenschaftler. Besonders konzentrierte ich mich auch auf die wissenschaftsphilosophische Fragestellung, was die Ethnologen da taten, während sie forschten, wie sich diese Wissenschaft als Wissenschaftskörper konstituiert.

Was ich in meiner Arbeit nicht tat, nun aber mit Wallners Ansatz versuchen könnte, wäre beispielsweise den Blick der Neuguineaner auf die Westler, ihre Gegenstände, Werkzeuge und Verhaltensweisen zu untersuchen. Dieser Blick und die seltsamen Interpretationen könnten sicherlich gut mit Hilfe der Verfremdungsmethodik angegangen werden. Dabei würden Arten des Umgangs mit westlichen Utensilien sowie auch umgekehrt Mißverständnisse neuguineanischer Verhaltensweisen durch Westler auf ihre Vorannahmen zurückgeführt werden. Ich denke dabei etwa an witzige Interpretationen seitens Cargo-Kult-Anhänger des Neuguineaners Yali. Etwa die Kanaka waren davon überzeugt, der große Reichtum, den Westler genießen, habe mit den Blumenstäußen zu tun, die sie auf den Tisch stellten. So empfahl der Anführer Yali seinen Anhängern, sie sollen ihre Häuser mit Blumen schmücken. Sie hätten so eine größere Chance, an Cargo (überweltliche Warenlieferungen) heranzukommen. Westler, die nun wiederum derartige florale Schmückungen in deren Häusern sahen, interpretierten diese als Anzeichen eines angehenden Cargo-Kults, den sie als anti-europäisch und antiwestliche Haltung für gefährlich hielten und die Blumen deshalb aufsuchten und zerstörten. Logischerweise verstanden die Cargo-Kult-Anhänger dies widerum als Zeichen, die Westler wollten die Gunst der göttlichen Entitäten und somit ihren Reichtum nicht mit ihnen teilen, was sie wiederum ungerecht fanden… Dieser Kontext von Missverständnissen stellt, wie gesagt, einen schönen Stoff für Verfremdungen dar.

Seit meiner Dissertation führe ich eine philosophische Auseinadersetzung zwischen den beiden wissenschaftsphilosophischen Ansätzen – dem Philosophischen

Materialismus des spanischen Gustavo Bueno und dem Konstruktiven Realismus unseres österreichischen Kosmopoliten Fritz Wallner – durch und die ersten Ergebnisse habe ich bisher in folgenden Schriftstücken zusammengefasst:

„Berührungspunkte und Kontraste zwischen dem Konstruktiven Realismus und dem Philosophischen Materialismus", 2010 stellte eine erste Gegenüberstellungen zentraler Gedanken des konstruktiven philosophischen Materialismus mit dem Konstruktiven Realismus in den Raum. Hier wurde auf Aspekte wie Ontologie, Epistemologie versus Gnoseologie und Methodik eingegangen. Der Artikel zum Vortrag an der Universität Wien 2010 ist im Sammelband *Aus dem Umfeld des Konstruktiven Realismus (CR). Studien zur Wissenschaftskultur* erschienen.

Dann behandelte ich 2011 sowohl auf dem Kongress an der Sigmund-Freud-PrivatUniversität als auch im 2012 publizierten Artikel (in *Aspekte des Konstruktiven Realismus / Aspects of Constructive Realism*) die „Wissenschaftsphilosophische Fragen an den Philosophischen Materialismus und den Konstruktiven Realismus", wo ich versuchte, beide Ansätze miteinander in einen aufklärenden Dialog über grundsätzliche wissenschaftsphilosophische Fragen zu bringen.

Auf der nächsten Tagung an der Sigmund-Freud-PrivatUniversität 2012 versuchte ich eine positive Re-Konstruktion des Begriffes der Kultur von seitens des Philosophischen Materialismus und des Konstruktiven Realismus nachzuzeichnen. Buenos „morphodynamisches System" als Rettungsversuch des Begriffs im Kontext eines allgemeinen Mythos des Kultur wurde hier kontrastiert mit Wallners Begriff der „Lebenswelt". Veröffentlicht wurde "Die Kultur – ein Konstrukt", in *Construction and Interpretation Concepts of a Culturally Guided Philosophy of Science* 2013.

Letztere Verständnisse von Kultur wurden dann im darauffolgenden Kongress mit unterschiedlichen Konzeptionen von Medizin in Zusammenhang gebracht. Vortrag und Artikel "Culture and Medicine in the Philosophical Materialism and Constructive Realism" kamen auf der Tagung (2013) und im gleichnahmigen Sammelband *The Concepts of Health and Disease – from the Viewpoint of four Cultures* (2014) ans Licht.

In meinen diesjährigen Kongressbeiträgen in Thailand und Wien setzte ich mich mit den Grundvoraussetzungen auseinander, die den Moralvorstellungen im Islam und im christlich-jüdisch geprägten Westen zugrundeliegen. Die islamische Moral stellt uns vor eine brisante Aufgabe, die Prämissen auch unserer eigenen Moralvorstellungen klar herauszuarbeiten und das Fehlen dieser Grundvoraussetzungen etwa in der muslimischen Welt zu hinterleuchten, da die praktischen Probleme im Zusammenleben immer deutlicher hervortreten und sich als nicht allein organisatorische Schwierigkeiten erweisen. Sie wurzeln vielmehr in einem (lebesweltlich-kulturellen bzw. philosophischen) Nährboden, den zu klären es höchste Zeit ist, wollen wir mit der Situation umgehen lernen. Das Vorgehen einer konstruktiv-realistischen "Verfremdung" hilft uns, den Weg zu einem zumindest indirekten Verständnis der Vorannahmen zu beschreiten. Die Verfremdung geht erkenntnistheoretisch vor, das heißt, sie konzentriert sich auf den subjektualen Aspekt, hier: wie die Menschen ihr Handeln jeweils mit den moralischen Vorstellungen ihrer Gemeinschaft in Einklang bringen – und diese Vorstellungen widerum basieren auf Vorannahmen ontologischer oder theologischer Art, die es zu klären gilt.

Historisch betrachtet haben beide Moralansätze (der jüdisch-christlich bzw. dem islamisch geprägte Ansatz) gemeinsame Quellen. Hier ist besonders Aristoteles Einfluss auf beide hervorzuheben, doch verschiedene Interpretationsansätze (Averroes versus später Thomas von Aquin) bringen fundamentale Unterschiede ins Spiel, die in den beiden „Kulturkreisen" zu völlig anderen Vorannahmen führten, und also zwei grundsätzlich verschiedene Moralen einleiten. In der Auseinandersetzung zwischen beiden kann die epistemologische Methode der Verfremdung angesetzt werden, um jenes „indirekte" Verstehen zu versuchen.

4. Der wichtigste Beitrag des Konstruktiven Realismus

Was mich an Wallners Philosophie besonders interessiert, ist seine Weltoffenheit. Sein Versuch, andere Denksysteme trotz erkannter Inkompatibilitäten doch zu verstehen. Dies ist im Falle von kulturell völlig anderen Kulturen recht schwierig. Wallner sieht das und macht diese Schwierigkeit selbst zum zentralen Problempunkt seiner neueren Wissenschaftstheorie. Er geht davon aus, dass ein direktes Verständnis zwischen Kulturen nicht möglich ist. Die Grundvoraussetzungen, auf die etwa das klassische Chinesische Denken aufbaut, haben mit unseren westlichen Vorannahmen sehr wenig zu tun. Wenn wir die Vorannahmen der anderen kennen, können wir besser mit ihnen umgehen, als wenn wir uns erst in kritischen Situationen (auch politischer Art) von ihnen überraschen lassen.

Auch wenn wir eine näherliegende Denkweise verstehen möchten, – die vielleicht näher ist, weil gemeinsame Wurzeln in der Vergangenheit liegen oder zumindest eine zeitweise Annäherung stattfand –, auch da ist eine einfache Gleichsetzung nicht möglich. Inkompatibilitäten heißen nicht nur, dass Allah nicht der christliche Gott ist und der ist nicht Buddha. Auch etwa moralische Vorstellungen sind nicht einfach vergleichbar oder gar gleichsetzbar, sondern müssen eben mit Hinblick auf die Grundvoraussetzungen betrachtet werden. Dies versucht Wallner mit dem epistemologischen, also erkenntnistheoretischen Prozedere der „Verfremdung". Erst wenn es uns gelingt, mittels Dekontextualisierung und Rekontextualisierung von Verhaltensweisen, Werten und Normen, das Denken unserer islamischen Mitbürger oder islamisch geprägter Länder zu verstehen, können wir uns damit auseinandersetzen, was davon für das Zusammenleben mit uns verträglich ist und ab wo wir sagen müssen, dass es zu sehr gegen unsere Moralvorstellungen geht oder den Errungenschaften für den Einzelnen gegenüber der Gesellschaft entgegenläuft. Ob die Methode der Verfremdung langfristig ausreicht, unser Vorannahmen und ihre Vorannahmen aufzudecken oder ob es auf lange Sicht durch andere Verfahren ergänzt werden muss, wird sich zeigen.

Der KR hat eine relativ große Chance sich als Instrumentarium durchzusetzen, mit dem weltoffene Menschen aller Welt versuchen können, andere Denkstrukturen auf indirekte Weise relativ zu erfassen, dabei auf die eigenen Strukturen zurückzuschauen und dann beide miteinander in Auseinandersetzung zu stellen. Anders als mit einer grundsätzlichen Weltoffenheit wie Wallner sie an den Tag legt, lässt sich eine unfeindliche Koexistenz, angesichts der grundsätzlichen Inkompatibilitäten nicht durchführen.

Karl Klement

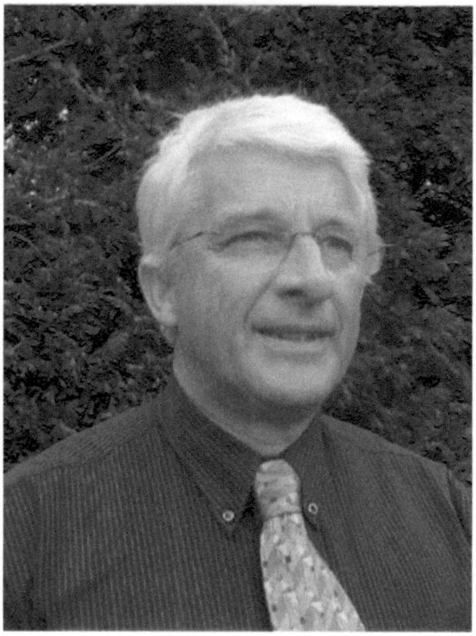

Univ.- Doz. Prof. DDr. Karl Klement

Nach Jahren als Pflichtschullehrer Studium der Pädagogik und Psychologie. Lehrtätigkeit an der Pädagogischen Hochschule Niederösterreich und der Universität Wien mit Schwerpunkt Wissenschaftstheorie. Habilitation im Fachbereich Bildungsforschung an der Universität Potsdam. Präsident der Vorsitzendenkonferenz der Hochschulräte der Pädagogischen Hochschulen Österreichs.

karl.klement@univie.ac.at

Arbeiten mit Bezug zum Konstruktiven Realismus

(Karl Klement)

Klement, K.: „Der Konstruktive Realismus aus der Sicht des „Reflektierenden Praktikers" in der Pädagogik". In: Greiner,K./ Wallner, F. (Hrsg.): *Konstruktion und Erziehung*. Wien: Verlag Dr. Kovac, 2003.

Klement, K.: „Gegenstand der Begabungsforschung ist nicht die Begabung: Die kognitiv phänomenologische Methode als Mittel der Verfremdung im Kontext der pädagogischen Ausbildung". In: Greiner/Wallner/Gostentschig

(Hrsg.): *Verfremdung- Strangification.* Frankfurt am Main: Verlag Peter Lang, 2006.

Vorträge zum Verhältnis Konstruktiver Realismus und Pädagogik an den Universitäten Wien (2003), Athen und Patras (2004), Potsdam (2006).

(Karl Klement)

Educational Situations, Educational Research and the Reflective Practitioner. About Wallner

"A man who lives his own ideas seldom can be found..." Fritz Wallner is the living example of an academic showing & performing his own theory – the Constructive Realism (CR). Wherever he appears–in every single area–he is the one who uses familiar forms in an unfamiliar ways: he became the master of estrangement effects. Unfortunately his surrounding does not always realize the educational attitude of these effects, and often answers with a lack of understandig. So Fritz Wallner as an educator polarizes and provokes, but he always forces to reflect by creating educational situations. On the other hand, he is a meticulous observer in which way "practice answers" to his estrangement effects, and he exercises "reflection on action" in a very strict way. So he explains how professionals make sense of the world they inhabit by showing that educators and teachers as well learn from the act of reflection itself. He argues that thinking about one's own work results in improvements to practice (the "Reflective Practicioner").

About educational situations

Whatever may be the task of philosophers of education, the typical task of the teacher is a practical one: that is, he is constantly preoccupied with what to do in a situation requiring him to do something. This does not at all mean that thinking and reflecting is a less important part of his business, for, as the old controversy aroused by pragmatism showed, theory is not opposed to practice but essential to it. The teacher, however, needs a type of thinking particularly suited to practical problems – it might be called practical thinking, in contrast to that which arose without a practical end in view. Without it, the way a teacher acts can be inconsistent, indecisive, or mechanical and rigid. Nor is it likely that he can free himself from these hindrances to effective work unless he forms, in the course of his practical thinking, what may be called a "concept" of education – that is to say, a set of ideas, characterized by their common capacity to contribute to his practical work.

These may be combined in various ways according to the practical problem concerned, and they consist of a number of procedures appropriate to the carrying out of the teacher`s work, plus a number of aims in pursuit of which those procedures are operated. This "set of ideas", in the sense of Fritz Wallner, is a set of "Verfremdung" (alienation) looking at familiar forms in an unfamiliar way in order to perturb and to show their structures in a new, unknown kind of thinking. As to be seen an "educational situation" in the sense of Fritz Wallner it is, first of all, a situation of uncertainy and confrontation with something unexpected…

About the research paradigm

An interpretive researcher, Fritz Wallner cannot accept the idea of there being a reality "out there" which exists irrespective of people, for reality is a construct of the human mind. People perceive and so construe the world in ways which are often similar but not necessarily the same. So there can be different interpretations of what is real. Concepts of reality can vary from one person to another. Instead of reality being "out there", it is the observers who are "out there". They are part of the world which they are observing and so, by observing, may change what they are trying to observe.The interpretive researcher sees language as a more or less agreed symbolic system, in which different people may have some differences in their meanings; in consequence, the sharing of accounts of what has been observed is always to some extent problematic. Because of differences in perception, in interpretation and in language it is not surprising that people have different views on what is real.

Interpretive researchers reject the positivist`s view that the social world can be understood in terms of casual relationships expressed in universal generalizations. To them human actions are based on social meanings, such as beliefs and intentions. People living together interpret the meanings of each other, and these meanings change through social intercourse.

Interpretive researchers recognize that by asking questions or by observing they may change the situation which they are studying. They recognize themselves as potential variables in the enquiry and so, in writing reports, may use personal pronouns.

To the interpretive researcher the purpose of research is to describe and interpret the phenomena of the world in attempts to get shared meaning with others. Wallner's constructive realism in this way is a very communicative method! Interpretation is a search for deep perspectives on particular events and for theoretical insights. It may offer possibilities, but no certainties, as to what may be the outcome of future events. The word "hermeneutics" is sometimes used to describe the work in this paradigm. It means the art of interpretation.

Interpretive researchers inevitably study singularities, but they differ in their views on the extent to which the collated evidence from many singularities can be expressed in the form of generalizations.

The data collected by interpretive researchers is usually verbal – fieldwork notes and transcripts of conversation. Sometimes this can be analysed numerically, but more usually it is not open to the quatitative statistical analysis used by positivists. Hence it is described as qualitative.

Ethnography is an important branch of the interpretive paradigm, concerned with participant observation – where the observer is not "a fly on the wall", but becomes a participant in the activity which she/he is studying. To make shure that he is not the "fly on the wall" Fritz Wallner is a great traveller and interpreter of the different kind of cultures: a man who lives his ideas.

About action research

Action research in education has blossomed in the last twenty years. Inevitably different people define it in different ways, but the universally agreed characteristic is that it is research designed to improve action. Sometimes this is expressed as "to enhance the quality of action". Theory is created not as an end of itself, but in order to advance practice…This intention often results in action research being cyclical, because striving for improvement is seen by many teachers as an ongoing professional commitment.

Because action research entails an intention to change action involving people, it is seen by those who practice it to demand not only a strong ethic of respect for persons, but also to demand democratic involvement of the people on whom it impinges. The concept of the "critical friend" has been developed by action researchers, meaning someone who responds to the invitation to invest some time and effort into critically examining one`s action research findings, and who agrees to work within the ethical framework of the enquiry, which defines matters such as the ownership of data.

Fritz Wallner has always lived and acted like a "critical friend" in the best way of the sense. We all hope he will do it up to the future for many many years!

Gerhard Klünger

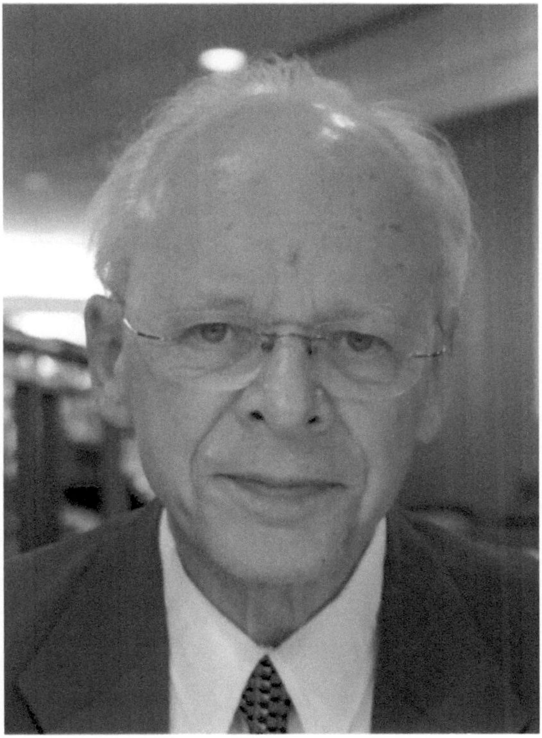

Born 1947 in Vienna
1966–1977 doctoral studies of Chemistry and Physics
1987–1995 master study of Psychology and Psychotherapy (Propädeutikum)
1995–1997 master study in educational sciences
1997–2010 doctoral study in education, at the University of Vienna
1978–1984 in Swizzerland as chemist in cancer research
1984–1993 in Austria as System Engineer in Information Technology
1993–2012 in the Computing Center of Vienna University
Since 2012 retired

Email: g.kluenger@gmx.at

Publications in the framework of CR

(Gerhard Klünger)

Klünger, Gerhard. (2010). *Versuche über die Freiheit – eine Wissenschaftskritik. Baustein zu einer Metatheorie der Pädagogik.* Unveröffentlichte Dissertation Universität Wien.

Klünger, Gerhard (Hrsg.). (2011). *Wörterbuch des Konstruktiven Realismus.* Frankfurt am Main u. a.: Peter Lang (= Culture and Knowledge, vol. 18).

Klünger, Gerhard. (2012). *Freiheit im Kontext der Wissenschaftskritik.* Frankfurt am Main: Peter Lang (= Culture and Knowledge, vol. 20).

Klünger, Gerhard. (2012). „Verfremdung als Instrument der Bewusstmachung. Freiheit? Was geht mich das an?" In F. G. Wallner (Hrsg.), *Aspekte des Konstruktiven Realismus* (S. 151–177). Frankfurt am Main: Peter Lang.

Klünger, Gerhard. (2014). „Anthroposophic medicine (AM). A short introduction into basic concepts". In: Fengli Lan and Friedrich G. Wallner, *The concepts of Health and Desease. From the Viewpoint of four Cultures.* Nordhausen / Germany: Traugott Bautz (= Libri Nigri 46).

Klünger, Gerhard. (2014). "Buddhas "Noble Eightfold Path" in its Western Interpretation as a Means of Mental Health". In print.

Klünger, Gerhard. (2015). "Construction meets Environment. How To Identify A Divine Incarnation?" In: *Journal of the World Buddhist University.* In print.

(Gerhard Klünger)

Construktive Realism

1. How did you learn to know Friedrich Wallner and the Construktive Realism?

It must have been in the early 1990th, when I studied Psychology. There had a course to be taken, called "Vorprüfungsfach", two hours a week for one semester. I never found out what was the meaning of "Vorprüfungsfach" other than this course had to be taken before final examinations. Today I think this was a faint effort of the university to bring at least a little philosophical thinking to students of "sciences", meaning "sciences of nature" or other studies except philosophy. In former times, as the University of Vienna had only five faculties (Roman Catholic theology, protestant theology, medicine, law and philosophy), all sciences of nature, but also all studies of languages, history, sociology, and psychology and so on where accumulated in the faculty of philosophy. Therefore the faculty of philosophy outnumbered all other faculties in respect to the number of students and staff. In those old times (still in the 1970th), there was no baccalaureate and slowly master-degrees were established. Studies in sciences could be finished only with a doctoral degree in philosophy ("PhD"), no matter, what the real study was. The final examinations were called "Rigorosum", meaning a tough (rigorous) examination, and in the case of my first study two Rigorosen had to be taken: the first in the main subject of study, and the second one in philosophy. Everybody knew at this time, that an ordinary student who studied e. g. chemistry or physics as his or her main subject was not interested to learn a lot of philosophy just only for the last examination. So in fact the examination in philosophy was not "rigorous" at all, as far as I could observe. The university drew the consequences and created additional faculties, e. g., a faculty of natural sciences, a faculty of social sciences. But as remains of "good old times" probably the "Vorprüfungsfach" was established.

There were a number of lectures that could be taken to fulfill the requirements of "Vorprüfungsfach", but as I had a full-time-job at this time, I had to carefully select those courses that had no or little impact on my daily work. This must have been the lecture of Prof. Wallner. With other words, I selected the lecture not because of its interesting title or its reputation, but for convenience. In fact, the most of my colleagues from psychology decided also for this course. I cannot say any more, if there might have been some recommendation from Giselher Guttmann, professor for Psychology and founder of Vienna's Sigmund Freud University, and, as I found many years later, a friend of Professor Wallner.

At this time Professor Wallner held his lecture in the "Auditorium maximum", the greatest lecture hall for about four hundred students at Vienna University. I cannot speak for others, but to be honest: I was always interested in philosophy, but at this stage of my actual study was only interested to take the requested examination as prerequisite to be allowed to finish my study of psychology. It was not the moment to discuss all those new and irritating statements given by professor Wallner. There were some moments when I wondered how someone can seriously claim that "environment" ("Wirklichkeit") has no structure – in my opinion the daily experience proofed the opposite. And it was somehow shocking to learn, that scientist should not be interested in truth, but in constructions. It was just the contrary to my general belief, that science has the task to unveil the truth – in contrast to religions that requests belief in some truth normal people cannot find. Whilst in my main study we were taught such things as "experimentum crucis" to decide, which one of two alternative explanations is the true one, now we were taught to welcome "relativism" and "local truth". In the manner of typical students I didn't waste much time to understand but learned (successfully) for the examination. This was a further experience I had made already in my first study: the proof that it is possible to accomplish one's studies with very good marks without understanding anything, just by learning by heart.

All together I felt that this kind of madness deserved more research, as the speaker himself, professor Wallner, didn't appear mentally insane – but who could know for sure?!

After I finished my study in psychology I immediately started my next study in educational science. I had started this study to become a certified teacher for chemistry and physics already more than twenty years earlier, had accomplished already all necessary examinations except a so called "home work" ("Hausarbeit"). A valid thesis was accepted in this time as a substitute, requesting much more work than a "home work". But when I finished my doctoral studies in chemistry and physics, I went to Swiss to work as a chemist and forgot to finish this educational study. Now I thought I should bring it to an end, but in the meantime the requirements had changed. When I had started this study I had already fulfilled all requirements to educate physics in the first four classes of a high school in Austria (approximately a junior high school). Now to get my certificate in physics it would have been necessary to finish nearly a complete study of physics because a teacher of physics should be able to teach all classes. So I switched the subjects to chemistry and "P.P.P", that is, philosophy, psychology and pedagogic. Except psychology I had to take a couple of courses in education and philosophy. Now was the moment to join Wallner's lectures and put all those questions I had to postpone before. But I was rather too shy to put all my questions, though Wallner regularly invited the audience to put their questions, mainly because I had the impression that the majority of students studied philosophy as their main subject and my question would demonstrate that I am bare of any philosophical fundaments. As studies usually start with the fundamentals, there are courses that take that basic knowledge as granted and as prerequisite. I cannot remember that Wallner's courses ever had some prerequisites; nevertheless I thought it would be better for not putting some questions not to provoke a situation where it would have been proposed to me to repeat lectures of the first semester before trying again this course. As I passed already my fifties at that time and as student was already an "oldie" (politically correct expression: a senior student), it was not that fun to be considered as "so old and no idea from anything".

I have faint memories on returning situations like this: Wallner said something that confused me. Not to blame me, I didn't put immediately my question but thought about later at home, how to put the question in a way that possible answers should give as view possibilities for interpretation as possible. The next lesson I put the question and got an answer that clarified what Wallner had meant – but this clarification had the consequence, that now something else got unclear what formerly was clear or in contradiction to any convictions I had.

The brakes in seminaries were the best chance for me to put my questions, but they were too short to discuss a problem in detail. Once in such a brake I joined an ongoing discussion about "environment" (actuality, "Wirklichkeit") and Wallner's view that environment has no structure, as Prof. Wallner replied to a student and said something like "to say environment has a structure because we are here in a room with walls and windows is a primitive argument", accompanying his words with a gesture that said more than words, it is not worth further discussion on this level. I didn't find this argument so primitive at all, but this was obviously not the right moment to ask further: no one wanted to give reason to be considered as a person who puts primitive arguments. Another time I tried a different approach: if it is impossible to recognize "environment" or the "true relations" as we cannot proof it, how can he know that we cannot recognize "environment", because to be able to state if someone recognizes environment or not, again an "absolute spirit" would be necessary who would be able to know the environment and to know the content of this persons consciousness and could judge that the thoughts of this person are not in accordance with the structure of environment (to give Kurt Greiner the honor as I learned this argument from him as he supplied several times for Wallner). Wallner answered a little furious about this argument and in an effort to terminate this discussion: "maybe we can recognize environment – but we don't care. We concentrate on constructions and avoid the question of 'truth'".

Another time my arguments were terminated with "you are a Platonist" – and accompanied with a similar gesture as mentioned before. It seemed to be the most polite way Wallner tried to express that with "such a Platonist" it is not worth discussing, or, "a poor mental insane, too silly to understand the most simple things". Instead of being ashamed I was slightly amused (but didn't show openly), since I never read Plato's work, but of course had heard of him as a famous philosopher for more than two thousand years. So maybe my arguments were not so wrong at all – and it was my own position, not taken from Plato as an authority.

After taking all courses Prof. Wallner offered at this time for a couple of years, I gave up all those of type "seminar". Seminar meant that a list of publications was handed out to the students who then should present the papers to the audience. As I was interested in the arguments of Prof. Wallner, it was unsatisfactorily to a high degree to listen to students who didn't understand themselves the papers they presented and took out what seemed to be of relevance for them. These were not necessarily the relevant parts. As I had a full time job the whole time during my studies, I felt a terrible waste of time with those seminars. I was not better as the other students at all. To give an example: once Wallner proposed that I should report about Sigmund Freud and what he said about jokes. I had no idea what this has to do with philosophy or epistemology or Constructive Realism. It was years(!) later I found by chance that the relation to Constructive Realism was that a lot of jokes are based on the principle of strangification. Another time I had to speak about two thick books on Traditional Chinese Medicine. It was incredible much work to prepare this – compared with the outcome: a two-hours-credential, and again I had no idea what TCM had to do with CR (The first years Wallner spoke about "TCM" until he found that "TCM" was a construct ordered by communist leaders in China, cleaned from esoteric elements of the "real" Chinese Medicine, to be exported to the western world.) This time I found it "remarkable", that Wallner found it attractive, that in TCM the contradiction is allowed. In western science papers or thesis with contradictions will be rejected. Furthermore, I wondered about Wallner's enthusiasm for this kind of medicine that never passed a three-armed, double-blinded experimental study to proof its efficiency beyond belief and beyond psychotherapeutic effects. Just in my last study (psychology) we had learned a lot about test-design to exclude psychological influences, about manifold kinds of suggestion and of course about the proven effects of psychotherapy: how could the effect of the prescribed herbs in TCM be distinguished from a psychotherapeutic effect, as the consultation of a doctor of CM takes a multiple of the time compared to what we call "social medicine" in our health insurance system, and the patient finds him- or herself for hours in the focus of his CM-physician, not just 3 or 5 minutes. Wallner emphasized that it would ruin the concept of CM if we would try in western style to extract the efficient substances from the herbs. The CM-physician, the patient and the treatment have to be seen as a whole. Since different physicians of CM would treat a specific patient in different ways, my question was how to decide which one treats well? Which is the methodology to find new herbs or develop new treatments for new illnesses? Is there a way to develop this medicine or is it solely based on tradition and hearsay? Similarly as in teaching an instrument or in psychotherapy it is quite common that different teachers or therapists teach or treat the same student or patients with different methods. Apart from their well-established methods it depends also on the specific interaction with the pupils or the patient and their abilities what they consider to be the best treatment also in respect to their own abilities. But then: how to distinguish between a good and a bad CM-physician? If a prescribed medication didn't work: how to decide if it was a wrong prescription or a bad preparation of the herbs? With other words: all the standard issues in quality assurance within the therapeutic process in western medicine were not answered in respect to CM. Wallner, usually mocking about statistics (and an professor for statistics at Vienna University), confessed in that statistics might be necessary, but even at the last congress 2013 on "The Concepts of Health and Disease From the Viewpoint of four Cultures" questions of quality assurance were still avoided except a great study performed in Germany on the effects of acupuncture. As this study was partly invalid because of a mistake in the test design, this was rather a further reason to reject quality assurance based on statistic instead of doing it better the next time.- I avoided further courses on Chinese Medicine as details of this discipline are not the area of my interests.

Wallner very seldom gave definitions, rather descriptions. I habitually made notes as much and as quickly as possible, but generally Wallner spoke quicker as I could write. In such a situation when he uttered some phrases I found very claryfying, more than once I failed to write down the complete sentence. To get the last missing, but crucial words I interrupted his speech and asked him to repeat his last sentence. To my annoyance he didn't repeat, but started quite a new sentence "to say it with other words", but I wanted the original words. I can give here only my personal impression: The first sentence was something like "wonderful inspiration", the second sentence the result when the stream of thoughts suddenly got interrupted (by my question) and Wallner actively thought about what he just wanted to say, so rather the result of rational thinking. The "stream of thoughts" was not irrational, but it was more than rational, it was something "beautiful" or artistic. He himself recorded all his lessons, but as I found, those many cassettes were never archived in a way that it was possible to access a specific lesson. And it seems that no one took the effort to transcribe his lectures immediately to paper or computer.

In this time I started to compile statements of professor Wallner to distinct subjects, as "reality", "truth" and other reoccurring topics. As I can say, Wallner's "Introduction to Constructive Realism" I listened for years again and again. Wallner didn't read a prepared paper, but spoke freely, spiced with some jokes. He never repeated his lecture, every time he brought new and different aspects. About twenty years later this became the fundament of the "Wörterbuch des Konstruktiven Realismus". Wallner had heard from my collection and was interested in, but was surprised by the great amount of citations. He immediately decided to publish this, but the stuff had to be edited before. My former experiences repeated there: Whilst in my notes there were a lot of unclear fragments where I hoped, Wallner as editor would now correct them and complete them to whole sentences, but it was he who asked me, what he formerly said there. Creating thoughts in a vivid speech is not the moment to memorize them at the same time.

2. What publications or ideas by Wallner or about the Constructive Realism have made the biggest impression on you?

With all epistemology it is something like a shock if it is seriously doubted (by philosophy) if human can recognize "world". How would it be possible to run one's lives successfully if we could not recognize world? But as Wallner could show, it isn't as simple as it looks the first moment. I was very impressed about a kind of history of science (of nature), where examples were given about long lasting scientific concepts that later turned out to be wrong. It was not so, that those examples were absolutely new. During my studies of chemistry and physics we had heard from them – but it had no further impact on our fundamental belief in the ability to recognize world. Errors were made, now we know it better, so what? Already in my young years results of Einstein's specific relativity theory were discussed. The results were "mind blowing" – but as far as I can remember no one of my colleagues considered seriously to review the process of thinking, no one doubted in the ability of science to answer one after another all questions. In accordance to Popper who demanded to drop a theory as soon as there are contradicting observations, this principle was not applied onto what we called our "Weltanschauung". In sciences there was also a kind of "atmosphere" that it was (and often still is) not appropriate to be busy with philosophical questions. Discussions could be terminated by denoting the arguments of the other with "this is philosophy", meaning, this is not worth further discussion, because we, as scientists, relay on "hard facts", not on "philosophical mysticism" or "intellectualistic word-games with no relevance at all". As Wallner could show that for the members of "Vienna Circle" ("Wiener Kreis") this got an issue: how was it possible, that such things like Newtonian Physics, so clear and convincing, could turn out to be false? Where had been made the mistakes, how to prevent them in the future? Efforts were undertaken to give criteria, which kind of sentences are "scientific", meaning: can unveil and guarantee the truth. When I learned about the theory of relativity or later about the unusual behavior of particles in Quantum Physics – where the term "particle" as built in macrocosmic world comes to an end and cannot be applied any more –, we found the results astonishing, hardly understandable – but, after a time, we accommodated to this. We developed unconsciously a strategy to cope with the results of physics, that an electron sometimes can behave like a particle, sometimes like a wave: we took it as fact, as "normal", as something not worth any more to discuss about because no possible answer was in sight. We learned that it was necessary to give up comprehension in the sense we used comprehension within geometry or mathematics. It was possible to successfully design experiments and predict the results, so we had the "truth" – we thought. Wallner showed how members of the "Wiener Kreis" failed in answering the question, what characteristics "scientific sentences" have. As a result, Wallner could show that the common definition of "scientific" had to be dropped. To be "scientific" was not any more the guarantee for the acquisition of "truth" in a platonic sense.

Two outcomes were important for me. The first one was: there is no authority that can decide what science is. Science is what scientists do. All efforts to prescribe scientists how they have to work failed because of lack of acceptance by the scientific community. Everyone can claim that that what he or she does is science. The task of Constructive Realism is to help scientists to understand their hidden pre-assumptions their work is based on and to show that the results of their science depends on the applied methods. As an example: investigation of consciousness often starts with the presumption that consciousness is a product of the brain. The applied methods (measuring physical processes of the brain) will result in deeper insight into brain processes – but not into consciousness itself.

The second outcome was the question of "truth". As already mentioned before, it would need an "absolute spirit" to decide if one's thoughts are in accordance with the structure of "environment" (with the implicit assumption that human is not this absolute spirit). As it is impossible to be sure about the "truth" of a scientific sentence, the task of science was not any more to discover the "truth", but to understand that scientific work is and always was the creation (construction) of models. These models should fit as best as possible the found and measured phenomena. As far as the presumptions are clear and the applied methodology is accepted', the results are a "local truth" – a truth within the limits of presumptions and methodology.

As a result of restricting truth to "local truth", Platonist concepts were rejected. More than once Wallner mocked about the concept of an "eternal truth" or when science would have come to an end since all questions would have been answered. One of my favorite sayings of Wallner goes: "Who is looking for 'eternal truth' has to join a religion; in science such a person is misplaced".

3. How do you apply the CR in your work?

There are three main areas where I apply Constructive Realism.

The first is the methodology of "strangification". Not invented by Wallner, but introduced by him into philosophical and scientific research, strangification turned out to be extremely useful as a means to uncover hidden presumptions. I made extensive use of this method to show in my thesis what happens, if the scientific conviction of a thinking brain – and therefore the denial of freedom of thoughts and will – is applied to examples taken from real life. It is an act of strangification to transfer sentences– for example the general conviction that the brain is producing thoughts – to a situation at court, where a person accused of having committed murder defends him- or herself with "scientific" arguments: It was not he, it was his brain that acted – and his brain could not decide freely, it was determined by biological, chemical and physical laws. He – also a function of his brain – was just an observer without any possibility to intervene. Before anything became conscious the nervous processes that produce the consciousness finished already. He and his consciousness is always delayed in respect to the nervous processes in his brain, so he cannot be responsible, since he is a result of his deterministic working brain, not the commander of his brain. For me the outcome is frightening – but this need not necessarily be the case for others. It is a problem of strangification if someone will notice anything. It is not an analytical or concluding process; nothing can be proofed in the usual sense with strangification.

The second one is to look for hidden presumptions, especially in respect to scientific sentences. Modern science urges us to have a distinct (materialist) "Weltanschauung", something that is "proofed" by sciences. If things are really proofed, than hardly can be anything done against. But a closer look shows that such scientific "proofs" relay on hidden presumptions or presumptions that look as if they could not be doubted, and in general on reduction. In this context it is also important to understand the scientific process: it starts from presumptions and runs straight forward into to circle of method and object of investigation. As Wallner could show, the results of the scientific process highly depend on the methods applied. Choosing a method not appropriate for the object will yield results with no relevance in respect of the object of investigation. But in the beginning of the scientific process the object is not yet understood – otherwise no scientific research would be necessary. But as the object is not yet understood the appropriate method cannot be chosen. To give an example: many people are influenced by the Bible. Now a scientist tries to investigate why this book has such an influence. As he or she is a chemist, he starts with a chemical analysis of the book: the cover, the paper of the pages, and the chemical nature of the ink, maybe also the weight and other physical properties of the book. As can be clearly seen from this example, whatever this scientist will find is of no relevance in respect to the question he tries to answer, even if he can proof all of his findings. It is obvious that a printed book needs some "substance", paper, ink and so on. But it is also clear that the substantial carrier is of no meaning for the effect of this book. As for the book we understand that this kind of scientific approach is inappropriate to answer the question, but in respect to phenomena of consciousness we belief, investigating processes of the brain will unveil what thinking and consciousness is. It is not necessary to proof the opposite – that consciousness is independent of matter (brain) -, in the first moment it is sufficient to show that scientific "proofs" are not really compelling – or: that they are only local truths.

The third area of appliance of concepts of Constructive Realism is the chance to investigate areas out of sight of "normal" science without the danger to be "unscientific". Wallner found in the Chinese Medicine a realm that he considers of equal value as western physics. It is important to understand that fundamentals and methods of Chinese Medicine are completely different from western science, and as already mentioned, even a fundamental sentence of logic – that there are no contradictory sentences allowed within a discipline -, is not valid in Chinese Medicine: some authors of Chinese Medicine have no problem with contradicting statements (though others mock about). But the extent which areas of "world" Chinese Medicine comprises is at least astonishing. The other point of Chinese Medicine: it is successful with quite another view of "world" and human nature. This supports constructivist theses that there is not only one single truth, but there are many possibilities to successfully structure "environment". The other point is a rather moral issue: not to force the world to accept only western type of science but to be open for many different models how to structure world. In a more narrow area we can see this in respect to different systems of psychotherapy: psychoanalysis, behavioral therapy, hypnosis, …to name only three: they all base on different concepts about reasons for human behavior and work with different techniques (methods) to cope with psychic problems, and in spite of those differences nevertheless all are successful to some extent –as is any other medical system.

As my field of research is Anthroposophy, constructivist concepts allow the acceptance that Anthroposophy itself claims to be a science. Anthroposophy structures "environment" in quite an unusual way, but is condemned by many of its "esotericism". But what looks "esoteric" might be only the consequence of a lack of own insight and a prejudice as a result of cultural dependent education and environmental influences. Rudolf Steiner, who founded Anthroposophy, studied in Vienna Chemistry, edited "Goethes naturwissenschaftliche Schriften" in Weimar, and laid greatest emphasis onto his own epistemological work. Constructive Realism allows taking Anthroposophy not as a belief system, but as a giant, comprehensive, but different system to structure world that provides answers and methods to get own insight to many fields of life and fundamental human questions. This might be of interest for research independently of one's own beliefs. As one of the principles of constructivism is the openness for any model human spirit developed and develops and based onto this appreciation enables us later to select which model fits best our needs (and, by the way, is emotionally most satisfying), Constructive Realism lays the fundament for a broadened view of "science".

4. What is/are, from your point of view, the most relevant contribution(s) of the CR?

For me the most important experience was to differentiate between "environment" ("Wirklichkeit") and "reality" ("Realität") and not to confuse scientific outcomes (models) with "environment". For didactical reasons this distinction is important, independently if one finally comes to the conviction that it is not – as a matter of principle – impossible to recognize. Philosophies that deny the possibility of recognition are "selfdefeating" from the very first moment in so far as the statement, that it is not possible to recognize (world), claims to be a truth, claims to be a valid insight in the nature of world. If an answer is: Philosophy is not part of the world but a mere construct, the question is: is philosophy outside, beyond of world? Is there a good reason to differentiate between "world" and human constructs? Everything we presume about "world" or "nature" is equally a construct. What gives me the right to declare some of my "constructs" as "Wirklichkeit" beyond any possibility to recognize it and others, as philosophy, mathematics and so on, "only" as constructs, as mere inventions of our spirit? To say the world cannot be recognized is of a structure as sentences of the type "I am a liar". Of course, as history of sciences shows, more than once constructs (models) survived for a long period, that nowadays are considered as wrong. The possibility to err is no proof of a general inability to recognize. So it is important to be aware that scientific findings are better considered as "models" and not as "the only truth". This is also a kind of "mental hygiene" not to claim any truth that cannot be proved, or, with other words, to be conscious about the fact that every theory (model), that is, every concept we build about "world", even our concept of "world" itself, is influenced by our culture and our education, therefore in many cases highly biased. It is maybe a part of the fate of human race never to gain certainty in respect if assumed concepts are really the right one to unveil the nature ("essence") of perceptions. But never should come the moment where we doubt the ability of our thinking: doubting itself is an act of thinking, and it is not the perception that forces us to think about their nature, it is our thinking that puts the questions. Whatever we consider or investigate – we cannot escape thinking. Since our perceptions and our thoughts is all we have, and our whole "Weltanschauung" is a result of our thoughts, it is probably a good idea not to presume that our thoughts have nothing to do with the (also with the help of thinking presumed) structure of (also with help of thinking designed idea of an) envirionment ("Wirklichkeit"); it is not convincing after all that our thoughts are something "in addition" to world, but not the structure of the world, or at least part of world.

Another insight was the fact that all data need interpretation to have any meaning. The data themselves say nothing; their meaning shows up in their relation to "Lebenswelt".

All data gathered by sciences are based on presumed models. These data represent a small excerpt of all possible data that could be collected. Reduction is a basic feature of sciences. If models are built on base of those data, as a consequence those models suffer from reduction from the very first moment. For practical purposes this might be in some respect sufficient – but from an epistemological point of view a functioning model (in a instrumentalist sense) cannot claim to be the truth about the world.

What is not covered by the questions but what I wish to mention is an example of Wallner's creativity also in a non-philosophical area: his concept of restructuring the University. He proposes that first of all the university tries to get top level scientists as professors. These professors should then offer interesting scientific projects. On the other hand there is a pool of all scientific personnel and students of the university, who can freely join any project they find interesting and want to participate, transgressing the traditional limits of organizational institutes, even to complete different sciences as their main study. As was shown before that scientific outcomes are dependent on applied methods, this concept would in any way promote interdisciplinary as a means to introduce fruitful methods from one discipline into others to broaden the qualitative realm of results within each discipline.

Walter Kofler

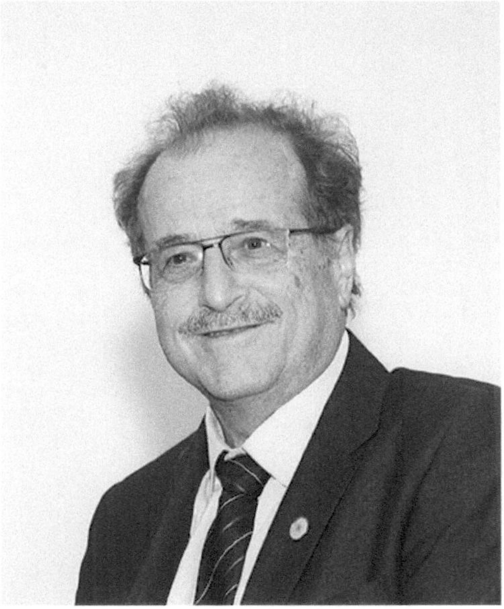

Geboren 1945 in Imst, Tirol, 1983–2010 Universitätsprofessor für Sozialmedizin und Hygiene sowie Direktor des Instituts/der Sektion der Universität Innsbruck bzw. der Medizinische Universität Innsbruck, seit 2012 Professor am Department für Normale Physiologie der 1st Moscow State Medical University, Mitglied der Russischen Akademie der Wissenschaft

Arbeiten mit Bezug zum Konstruktiven Realismus

Vortrag auf Kongress

Tagung *Wissenschaft und Alltag – Beiträge des Konstruktiven Realismus*, 10.–12.1992; Vortrag „Konstruktiver Realismus in der Medizin" publiziert im Sammelband *Umwelt in Reflexion.*

Publikationen

„Konstruktiver Realismus in der Medizin" in Fritz Wallner, Martin Jandl (Hrsg.): *Umwelt in Reflexion. Beiträge aus Philosophie, Wissenschaft und Politik*. Reihe CONSTRUCTIVIANA – Interdisziplinäre und interkulturelle Wissenschaftstheorie, Band 3. Hamburg: Verlag Dr. Kovac, 2004.

Kofler W.: „Puritscher M. Konstruktiver Realismus in der Medizin". In: Wallner FG, Schimmer J. (eds.): *Wissenschaft und Alltag: Symposiumsbeiträge zum Konstruktiven Realismus*. Wien: Braumüller, 1995. 197–215.

(Walter Kofler)

Konstruktiver Realismus und ein anwendungsorientierter Zugang zu Gesundheit und Umwelt

Die Einladung zu diesem Beitrag ist gewissermaßen die Aufforderung zu einer Art Verfremdung sowohl meiner Arbeit wie auch des CR: Meine wissenschaftliche Tätigkeit ist und war auf eine Disziplinen übergreifende Dienstleistung im Bereich gesundheitsorientierte Raumplanung, Public Health und der Entwicklung einer dafür geeigneten Theorie ausgerichtet. Sie soll nun in den Kontext gestellt werden, welche Bedeutung dabei meine Zusammenarbeit mit Fritz Wallner und seinem speziellen Zugang, nämlich dem CR hat. Dies setzt eine Reflexion über eine Entwicklung von insgesamt rd. 50 Jahren, davon rd. „25 Jahre CR" dar, für die zudem von den Editoren nicht fachspezifische Vorgaben gemacht werden. Damit sollen ein philosophischer Aspekt und konkrete medizinorientierte Auseinandersetzungen zeitdynamisch aus speziellen Blickrichtungen aufeinander angewendet werden.

1. Erste Kontakte

Unser Bemühen um Interdisziplinarität war der Grund unserer ersten Begegnungen: Die Universität Wien entsandte nämlich 1990 Fritz Wallner wohl wegen des von ihm entwickelten methodologisch orientierten Konstruktiven Realismus als Delegierten in das Bord des Interuniversitären Instituts für Interdisziplinäre Forschung und Fortbildung. Dem gehörte ich ebenfalls wegen einer interdisziplinären, allerdings anwendungsorientierten Theorie (der Kybernetisch Evolutionären Sozialmedizin) für die Universität Innsbruck an. So lag es nahe, dass Wallner mich zu den ersten Tagungen (1991, 1992) über den Konstruktiven Realismus als Vortragenden nach Wien eingeladen hat. Daraus entwickelte sich eine intensivere Auseinandersetzung mit dem CR im Zuge meiner Jahrzehnte langen Bemühungen um bessere Antworten auf die mich persönlich und dann beruflich bewegenden Fragestellungen.

Daraus lässt sich ableiten, wie ich den CR in unterschiedlichen Phasen angewendet habe bzw. heute berücksichtige.

2. Vorphase: Ringen um eine umfassende Theorie – Zur Entwicklung der „Kybernetisch Evolutionären Sozialmedizin“ bzw. der „Erweiterten Sicht“

Die unzureichende, ja weitgehend fehlende Berücksichtigung des Stellenwerts des subjektiven Erlebens z.B. der Natur hatte mich schon früh (Ende der 50er Jahre) einerseits zur aktiven Tätigkeit in der Naturschutzbewegung veranlasst, andererseits zur Suche nach (natur-) wissenschaftlichen Erklärungsmodellen geführt. Dies zeigte mir, dass die wenigen Arbeiten z.B. von Piparek bestenfalls im Kreise des Naturschutzbundes bekannt waren, in der Fachwelt jedoch praktisch übergangen worden sind. Damit war offensichtlich, dass der eigentliche Grund, warum so viele Menschen immer wieder die Natur aufsuchen und daraus Lebensfreude und Erholung alleine und in Gemeinschaft gewinnen gar nicht Gegenstand der biologisch/naturwissenschaftlich dominierten Wissenschaften war. Daher habe ich ihn aufgegriffen (z.B. [1],[2]). Dieser Aspekt wurde durch die in den 60er und 70er Jahren aufkommende Umweltschutzaktivitäten (z.B. G. Schwab: *Der Tanz mit dem Teufel*, Rachel Carson: *Der stumme Frühling*) noch dringlicher, obwohl gleichzeitig der Stellenwert ökologischer Argumente für eine immer größer werdende Community Bedeutung erlang: Aber eben nur hinsichtlich „der Grenzen des Wachstums“ einer materialistischen, resourcenbezogenen Entwicklung und einer unangemessenen Belastung der Umwelt durch chemische und physikalische Noxen („Saurer Regen, „Zwentendorf“). Diese Schwerpunktverlagerung im Zugang zu unseren Umwelten von einer Quelle für subjektive, immaterielle, aus philosophischer Sicht „idealistische“ Prozesse zu substanzbezogenen, aus philosophischer sowie alltagsbezogener Sicht „materialistischen“ Bedrohungen („Sie kennen den Preis von allem und den Wert von nichts“) ließ weitreichende, aber unauffällig einhergehende Auswirkungen auf die Gesundheit und gesellschaftliche Stabilität erwarten – also Problemstellungen für einen angehenden Hygieniker und Sozialmediziner mit humanistischer Bildung. So bemühte ich mich seit meiner Studentenzeit um einen Disziplinen übergreifenden Zugang zu diesem komplexen Problem. So konnte ich mit Konrad Lorenz im Zuge unserer Zusammenarbeit für das Ökosystemforschungskonzept der Österreichischen Bundesregierung in den 70er Jahren mein damaliges, biologistisches Konzept

1 Kofler, W.: „Ansatz für ein sozialmedizinisches Konzept der Erholungsraumplanung: Aufgabenbereiche – objektive Erholungsbedürfnisse – potentielle Erholungseignung einer Landschaft“, *United Nations World* ed. E9-E13, 1980.

2 Holzmeister, C.; Kofler, W.: „Über die Wechselbeziehung zwischen Natur, Kultur und Erholung“. *Natur und Land* 1975, 2/3; 61: 35

diskutieren[3]. Konrad war der Meinung, ich müsste dazu ein neues Lehrbuch der Sozialmedizin schreiben und stellte dazu die Kontakte zum Springer Verlag her. Es kam auch zu einem Vertrag, der aber bis heute nicht umgesetzt ist. Mir war das alles zu früh. Nicht dass ich meinen Ansatz nicht für bedeutsam gehalten hätte. Meine Analyse des wissenschaftlichen Fortschritts hatte mich aber zur Überzeugung gebracht, dass Grundlegendes oft viel zu früh publiziert wird. Dann wird Wertvolles unausgewogen vorgebracht und der Autor neigt leicht dazu, einen Gutteil seiner Kreativität künftig dafür aufzuwenden, diese Schwächen zu kaschieren. Erst 1987 kündigte ich erstmals eine Vorlesung zur Einführung in Kybernetisch Evolutionäre Sozialmedizin in meinem Institut an der Leopold Franzens Universität an. Aus dieser Zeit stammt auch die Entsendung in das Interuniversitären Instituts für Interdisziplinäre Forschung und Fortbildung (IFF) wo ich Heintel, Fischer etc. und später Fritz Wallner kennen lernte.

Die Theorieentwicklung lief aber immer nur parallel zur „klassischen" Lehr- und Forschungstätigkeit, insbesondere für gesundheitsorientierte Raumordnung (diverse interdisziplinär aufgebaute Luftgütestudien zwischen 1971 und 1995[4], die erste Umweltverträglichkeitsprüfung für eine Hochleistungstrasse in Europa Anfang 1980 – also Jahre bevor der Begriff Umweltverträglichkeitsprüfung überhaupt in Österreich Eingang gefunden hat-; zur komplexen Auswirkung von Hochleistungsverkehrsträgern, wie bei der Unterinntal-Hochleistungsbahntrasse oder dem Brenner-Basis-Tunnel).

Als Mediziner war ich gewohnt, dass ich ohne Rückgriff auf die Angebote anderer Disziplinen keine effiziente Leistung erbringen kann. Weitgehend „pietätlos" wechseln wir Mediziner dabei zwischen unterschiedlichen Angeboten, wenn z.B. die Chemie eine bessere Lösung anbietet als die Physik. Wir wollen ja nicht Physiker, Chemiker oder Philosophen sein, sondern Gesundheits-Dienstleister auf wissenschaftlicher Basis. Da es – jedenfalls bislang – keine eigene Medizintheorie gibt, nutzen wir pragmatisch das, was angeboten wird und sich bewährt hat. So ging ich auch mit der Philosophie um: Schnell lernte ich, dass es nicht nur eine zweiwertige Logik gibt, man aber lieber nicht von Dialektik sprechen sollte, um nicht ins Eck der Kommunisten geschoben zu werden. „Gewichtend bewertendes logisches Abwägen" erfüllt aber denselben Zweck, um die Relevanz einer zumindest dreiwertigen Logik für den individuellen Alltag (des Patienten, des Arztes etc.) einsichtig zu machen. Auch „Popper" ist hilfreich, doch hat er

3 Kofler, W.; Burian K.; Kabela, E.; Katzmann, W.; Kühnelt W.: „Entwurf einer österreichischen Konzeption für Ökosystemforschung". *SGAE Ber. NO 2607*, 1976.

4 Kofler, W. "The Austrian Alps Air Pollution Study" (AAAS), *NATO/CCMS AIR POLLUTION – Pollution Atmospherique Nr. 80*, 1978: 522–538.

seine Grenzen insbesondere wenn es darum geht, Argumentationsunterschiede zu berücksichtigen, wie sie im Zuge des evolutionären Prozesses nun einmal grundlegend sind. Und die Argumentation von Lakatos, dass man keine Zustimmung in der Wissenschaftsgesellschaft erwarten darf, dass eine bewährte Theorie falsifiziert ist, solange man keine mit vergleichbarer Aussagekraft hat, hat mir sehr zu denken gegeben. Geradezu erschreckt war ich beim Erkennen, dass der Stand des Wissens ein sozialer Konsens und letztlich wissenschaftlich nicht beweisbar ist. Dass ein einziger Mensch diesen Stand des Wissens nur durch theoretische Überlegungen ohne eigene aufwendige Falsifikationsexperimente schaffen konnte, veranlasste mich – angeregt durch naturphilosophische Positionen von Kanitscheider[5] –, mit den Grundlagen des Denkens von Einstein und seiner revolutionären Änderungen über die Aussagemöglichkeiten der Wissenschaft, nämlich nur Erfindungen über die Natur machen zu können, zu befassen. Auch seine Wissenschaftssicht „passt" somit gut in den CR, worauf ich in der Tagung 25 Jahre CR im Mai 2015 näher eingehen werde[6]. Seine Denkweise wurde fundamental für die Entwicklung der KES (Kybernetisch Evolutionären Sozialmedizin) und ihrer Weiterentwicklung zur sog. „Erweiterten Sicht". Hilfreich dabei z.B. die Technik, die Cairns-Smith (Chemiker und Molekularbiologe in Glasgow) als „Sherlock Holmes-Methode" nahebrachte[7]: „*Wer immer über bleibt, wenn das Unmögliche ausgeschlossen wurde, ist der Mörder, so unwahrscheinlich es auch scheint*". Treffen also mehrere von vorn herein voneinander als unabhängig anzunehmende, sogar nebensächlich scheinende Aspekte auf eine Person zu oder in meinem Fall auf eine theoretische Annahme, „passt" die den Zusammenhang einsichtig machende Schlussfolgerung bzw. Theorie mit sehr hoher Wahrscheinlichkeit: So wählte ich vier weitgehend anerkannte, unverknüpft scheinenden Ausgangsannahmen (Erforschbarkeit, Prozesshaftigkeit, Evolution, Begrenztheit) als Zugang zu einem umfassenden Verständnis von Gesundheit, Krankheit und Erholungsbedürftigkeit in einer komplexen Umwelt. Wallner wird dieses Vorgehen wohl als Beispiel für eine der vielen Möglichkeiten zur Verfremdung ansehen. Diese methodologische Offenheit macht klar, dass Wallner mich für den „CR" schnell begeistern konnte.

---

5 Kanitscheider, B.: *Das Weltbild Einsteins*. C.H.Beck, 1988.

6 Kofler, W.: Ontologische und epistemologische Positionen von A. Einstein – Vorstadien eines Konstruktiven Realismus und eine Grundlage für die Theorie der „Erweiterten Sicht"?, Vortrag 25 Jahre CR, Wien 2015.

7 Cairns-Smith AG: *Biologische Botschaften – Eine Detektivgeschichte der Evolution*. Fischer 1990.

3. Phase „Erstkontakt mit dem CR“

Die Konfrontation mit dem Konstruktiven Realismus stellte somit eine wichtige Phase im Bemühen dar, ein brauchbareres Angebot für grundlegende Lösungen gesundheitlicher und ökosozialer Fragestellungen bereitstellen zu können. Im Zuge dieses jahrzehntelangen Prozesses wurde der jeweils persönlich erreichte Stand des Wissens und Erfahrens bewusst und unbewusst bei der Lösung der konkret anstehenden Fragestellungen angewendet. Daher haben die zu lösenden konkreten Probleme auch rückwirkend Einfluss auf die Weiterentwicklung der Theorie genommen. Dies gilt wohl generell. Deshalb scheint es notwendig, auch diese Aspekte in die Überlegungen einzubeziehen, will man die epistemologisch-ontologische Position eines anwendungsorientierten Forschers nachvollziehen können.

Ebenso bedeutsam erscheint mir der Einfluss von Gesprächspartnern: Dabei möchte ich die unschätzbare Bedeutung meines Ko-Autors, des Biologen Michael Puritscher hervorheben, dessen Buch über Bewusst – Sein seine umfassenden Kenntnisse gerade auf den unterschiedlichen Gebieten der Philosophie belegt[8]. Ohne ihn wäre ich nicht nur weitgehend einsam mit meinen Bemühungen gewesen, sondern hätte auch kein kritisch-stimulierendes Gegenüber gehabt.

So steht in meinem/unserem ersten Beitrag zum CR das Angebot zur Lösung des Placebo-Problems und des Spezialfalles der SUNDS (Sudden Unexpected Nocturnal Death Syndrom)[9] im Zentrum: Beides „klassische Beispiele“ für die Gesundheitsrelevanz von Konstrukten. Dieser Beitrag steht – auch expressis verbis – mit einem zweiten Beitrag über die Anforderungen an ein erkenntnistheoretisches Modell für anwendungsbezogene Sozialmedizin in Bezug. Dieser geht näher auf den damaligen Stand meiner Theoriebildung ein. Er zählt somit zu meinen im Kontext des CR erstellten Publikationen[10] wie auch der Beitrag für

8 Puritscher, M.: *BEWUSST SEIN – Entwicklung und Strategien des menschlichen Geistes.* Böhlau, Wien, Köln, Weimar, 2008.

9 Kofler, W.; M. Puritscher: „SUNDS und die Kybernetische Evolutionäre Sozialmedizin“, in Wallner, F.; F. Schimmer, J. Costazza (eds.) *Grenzziehungen zum Konstruktiven Realismus, Beiträge zweier Kongresse.* Wien: WUV, Cognitiver Science, Bd 4, 1993. 200–227.

10 Kofler, W.: „Anforderungen an ein erkenntnistheoretisches Modell für die anwendungsbezogene sozial-medizinische Forschung und ihre Umsetzung in die Kybernetische Evolutionäre Sozialmedizin“, in: Reinalter H, (Ed.) *Vernetztes Denken – Gemeinsames Handeln – Interdisziplinarität in Theorie und Praxis,* Interdisziplinäre Forschungen 1. Thaur/München/Wien: Kulturverlag, 1993. 125–168.

ein Buch des Lüneburger Soziologen Runkel[11] wie eine Publikation in Band 210 der Veröffentlichungen der Universität Innsbruck. [12]

Beide erstgenannten Arbeiten nutzen allerdings noch nicht die Möglichkeiten, die Wallner mit dem CR aufwies. Grundlegend war aber die von Einstein empfohlene Methode der Verknüpfung vormals unvereinbarer unersetzlicher Theorien (in seinem Fall der Newton'schen Mechanik und des Elektromagnetismus von Maxwell) durch eine beide umfassende Theorie, die „hinter" die beiden Zugängen tritt. Er erreicht dies, indem er den wortgleichen, aber unterschiedlich fokussierten Begriff „Bewegung" so „neu erfindet", dass beide Begrifflichkeiten nunmehr als Teilmenge einer neuen Grundmenge verstanden werden können. [13,14] Dies habe ich als Metatheorie gedeutet. Wallners Warnung vor Metatheorien veranlasste mich später den Denkprozess Einsteins genauer zu analysieren. Und siehe da: Während Popper die Position vertrat, Einstein hätte Newton und Maxwell durch die Relativitätstheorien falsifiziert, beharrte Einstein darauf, dass alle drei Theorien nur Erfindungen seien, die je nach der Problemstellung (weiterhin) angemessen oder unangemessen seien. Die Relativitätstheorien scheinen also nur so „als wären sie Metatheorien".

4. Schlüsselarbeiten des CR

Für meine Auseinandersetzung mit dem CR waren zwei Druckwerke Wallners bis heute bestimmend: Seine *Acht Vorlesungen*[15], aber auch seine Beiträge in

---

11 Kofler, W.: „Ein methodisch einheitlicher Zugang zu Gesellschaft, Individuum und Organismus aus sozialmedizinischer Sicht", in Runkel G.(ed.) *Hochschulschriften Sozialwissenschaften*, Frankfurt, 1994.

12 Kofler, W.: „Wissenschaftstheoretische und ethische Überlegungen zur Integration subjektiver und intersubjektiver („objektiver") Größen in die Umweltmedizin". In: *Veröffentlichungen der Universität Innsbruck, Band 210, „Umweltmedizin" – Schwerpunkt der Medizinischen Fakultät der Leopold-Franzens-Universität Innsbruck* 1994, Innsbruck: Außeninstitut der Leopold-Franzens-Universität, 1996: 5–46.

13 Schilpp, P.A.: *Albert Einstein – philosopher – scientists.* The library of living philosophers, VII, La Solla, 1949.

14 Hägele, PC: „Leitideen steuern wissenschaftliche Erkenntnis. Einsteins Überzeugungen als Triebfeder und Be-grenzung seiner Theoriebildung", in *Einstein, Bausteine zur Philosophie 27*, Interdisziplinäre Schriftenreihe Humboldt-Studienzentrum, Universität Ulm, 2010.

15 Wallner, F.: *Acht Vorlersungen über den Konstruktiven Realismus*, Cognitive Science, Bd 1, WUV, 1990.

Konstruktion der Realität[16]. Wertvoll die Darlegungen von Pietschmann, insbesondere hinsichtlich der Begrifflichkeiten zu Realität, Wirklichkeit, da hier – unabhängig vom Konsens darüber, was inhaltlich vermittelt werden soll, doch Schwierigkeiten bei der Kommunikation mit Anwendern bestehen, wenn das, was landläufig mit dem Begriff „Realität" vermittelt wird, nun als „Wirklichkeit" formuliert wird. Hilfreich die Kontakte mit den Teilnehmern des Austrian-Scandinavian-Dutch Projects `Constructive Realism'. Doch ich muss gestehen: Ich habe viele, wohl auch wichtige Fortschritte im CR nach der Phase der intensiven Auseinandersetzung nicht mitverfolgt, sieht man vom Beitrag Wallners im Journal Biocosmology-Neo-Aristotelism 2013 ab.[17]

5. Phase der intensiven Auseinander mit dem CK

Die Phase meiner intensiven Auseinandersetzung mit den dort publizierten Vorschlägen Wallners lässt sich zeitlich recht gut abgrenzen. Sie fand ihren Abschluss mit zwei Arbeiten: der 1995 veröffentlichten Publikation „Konstruktiver Realismus in der Medizin"[18] und dem letztlich erst 1998 publizierten Beitrag „Alienation as an instrument for a constructive interpretation of evolution and of Heisenberg's uncertainty relationship"[19], einem Vortrag aus 1993.

5.1 Zur Anschlussfähigkeit des CR an unterschiedliche gesundheits- und umweltrelevante anwendungsorientierte Disziplinen

Im Anschluss an die Tagung 1991 war ich von Cor van Dijkum zur Teilnahme am Austrian-Scandinavian-Dutch Project `Constructive Realism' und zum Vortrag nach Amsterdam eingeladen worden. Ich sollte auf komplexe anwendungsorientierte Aspekte eingehen. Dazu bedurfte es jedoch einer fundierten Vorbereitung. Als anwendungsorientierter Forscher war ich dankbar für das Instrumentarium

---

16 Wallner, F.: *Konstruktion der Realität – Von Wittgenstein zum Konstruktiven Realismus*, Cognitive Science 3, WUV 1992.

17 Wallner, F.: "Interdisciplinary cooperation: Problems and Methods", *Biocosmology-Neo-Aristotelism*, Vol. 3,3 354–374.

18 Kofler, W.: „Puritscher M. Konstruktiver Realismus in der Medizin". In: Wallner FG, Schimmer J. (eds.): *Wissenschaft und Alltag: Symposiumsbeiträge zum Konstruktiven Realismus*. Wien: Braumüller, 1995. 197–215.

19 Kofler, W.; Puritscher, M.: "A follow-up of constructs, constructions and realisation for a constructivist inter-pretation of evolution and the uncertainty relationship". In van Dijkum C., de Zeeuw G., Glanville R. *Methodological explorations in constructive realism.*, Amsterdam: Southsea, 1998. 103–116.

des CR und seine klaren wissenschaftlichen Ableitung, insbesondere der so vielseitig modifizierbaren Verfremdung, litt aber unter zwei m.E. stark einschränkenden Foci:

- Einerseits auf der Einschränkung von Konstruktion als eine intellektueller Leistung – was nun einmal ein Wesenszug der Epistemologie ist, da ja wohl nur Personen eine Anleitung für wissenschaftliches Arbeiten benötigen. Es gibt keine Epistemologie für Algen oder Quanten – aber möglichweise können sie Vorstufen intellektueller Konstrukte liefern: Denken ohne Gehirnzellen – wie soll das gehen?
- Und andererseits auf die eher fragmentarischen Vorgaben für die Ontologie. Auch das ist einsichtig für einen epistemologischen Zugang und zugleich eine Stärke dieser Methodologie: So bleibt der CR für unterschiedliche ontologische Positionen offen. Infolge der gewählten spartanisch knappen ontologischen Vorgaben stand zwar außer Diskussion, dass unstrittig ist, dass „ da draußen" etwas unabhängig vom Forscher existiert und kein Solipsismus vertreten wird. Wie man sich das aber vorstellen soll, dass „Konstruieren" möglich wird, bleibt ausgeklammert. Dies reicht dem anwendungsorientierten Forscher oder dem Anwender, der um wissenschaftliche Begründung bemüht ist, letztlich nicht: Jede Aussage über die Natur, also auch jede methodologische Empfehlung für ihre Erforschung, muss implizit oder explizit auf einer ontologischen Annahme („Paradigma") beruhen.

Bei der Lösung konkreter gesundheits- und umweltbezogener Fragestellungen werden Experten ganz unterschiedlicher Disziplinen eingesetzt, die demnach auch unterschiedliche „Werkzeuge" einsetzen. Umweltanalytiker sind nun einmal keine Umweltjuristen oder (Medizin-) Psychologen. Daher war nicht von vorn herein klar, dass mein nun um den CR ausgeweiteter Zugang nicht unvereinbar mit deren (wohl nur implizit angewendeten) unterschiedlichen epistemologischen und ontologischen Annahmen war. Hier bedurfte es einer Absicherung.

Damals bemühte ich mich (erfolgreich) um eine „Popper'sche Bewährung" meiner Toxikopie – Hypothese (die inzwischen in die „Erweiterte Sicht" eingebunden ist). Dazu hatte ich 1986 das Austrian-Thai-Toxicopy-Research Projekt gegründet und in Asien mehrere internationale Tagungen z.B. als Sattelite Workshop eines weltweiten Arbeitsmedizin-Kongresses organisiert. Ich nutze die Veranstaltung zu einem Anschlussworkshop zum Thema CR, um so die eigenen Erfahrungen mit denen speziell ausgewählten Experten aus unterschiedlichen gesundheits- und umweltrelevanten Disziplinen in deren Bemühen um Interdisziplinarität auszutauschen. Diese Gespräche bestätigten, dass meine Annahmen über Möglichkeiten und Grenzen des CR weitgehend auf deren Tätigkeit übertragbar waren. Sie fanden Niederschlag in den beiden zitierten Arbeiten aus 1995 und 1998.

5.2 CR Realismus: ja, aber…

Dabei wurde an Hand von 12 Fragen die methodologische Brauchbarkeit des CR als Zugang zu unterschiedlichen Pathogenesen (Krankheitsmodellbildung) und ihrer Diagnose sowie zur Nachvollziehbarkeit der Wirksamkeit präventiven, promotiven und kurativen ärztlichen Handelns analysiert.

Die Analyse kommt zum Schluss, dass der CR einen sehr wertvollen Beitrag für das Verständnis der unterschiedlichsten medizinischen Fragestellungen bieten kann, allerdings nur dann, wenn man Konstrukte nicht nur als Leistung intellektueller Tätigkeit versteht, sondern Konstruieren als einen Prozess akzeptiert, der auf den jeweiligen evolutionären Niveaus von jedem Akteur vorgenommen werden kann: Ohne Zuerkennung der Befähigung zu Konstruieren lassen sich die Informationsprozesse z.B. innerhalb des Organismus nicht plausibel machen (sondern nur beschreiben). Dies gilt natürlich auch für die Prozesse, die ihren Ausgang in intellektuellen, emotionalen etc. Tätigkeiten finden, aber genauso für den Einfluss biologischer Informationsverarbeitungen auf diese Prozesse (Beispiel Drogen) oder die praktisch unabhängig vom Großhirn (z.B. im Koma, über das enterische Nervensystem etc.) ablaufen.

Zudem bedarf es einer ontologischen Annahme über die Verknüpfung zwischen Konstruieren und Realisieren: Dazu kann auf einen substanzmonistischen evolutionären Ansatz zurückgegriffen werden. Dadurch wird eine Nähe zum Vitalismus (und zu anderen substanzdualistischen Ansätzen) vermieden. Bei entsprechenden Grundannahmen (z.B. von nicht idealen Akteuren, die über eine einzige, begrenzte Befähigung mit zwei einander komplementären Ausdrucksformen, nämlich „Energie(Haftigkeit)“ und das von uns postulierte „Ordnendes Diskriminationsvermögen“ verfügen, wobei beide als begrenzt, aber modifizierbar angenommen werden, lässt sich ein autopoietischer Prozess „vom Big Bang bis zum heute“ nachvollziehbar machen. Damit liegt eine ontologische Grundlage vor, die sich für eine konstruktivistisch realistische Herangehensweise in unseren Theorien (KES und nunmehr Erweiterte Sicht) bewährt hat. Auf nähere Details kann hier nicht eingegangen werden. Wesentliche Aspekte dazu sind in der Publikation der Sechenov-Lecture 2004 von der Russischen Akademie der Wissenschaften ausgewiesen[20].

---

20 Kofler, W.: “The relevance of Sechenov for the development of the theory of an “Extended view” of a human person as a social being”, Russian Acad. Science et al (eds.): *Sechenov Honor Lectures 2004*, Moscow, 2005. 3–68.

5.3 „Alienation" – ein Spezialfall von „Stangification"

In diese Phase fällt auch die Einführung des Begriffs „Alienation" für eine ganz konkrete Form von Verfremdung. Wallner greift auf „Strangification" als englischen Terminus für alle Formen von Verfremdung zurück. Unter „stranger" wird der „bedrohliche Fremde" verstanden, weshalb der Begriff für viele Formen von Verfremdung passen mag. „Alien" steht für den „unbelasteten Anderen". Wir verwenden den Begriff „Alienation" für die Technik, eine Zugangsweise durch logische Argumentation nicht nur „ad absurdum" zu führen (strange!), sondern durch Zusatzannahmen vereinbar zu machen. Wallners Ansatz sieht allerdings im Beibehalten des Widerspruchs eine besonders stimulierende Komponente. Doch für den Anwender ist das Ziel erstrebenswert, durch eine weiterführende Konstruktion (inkl. der zuzuordnenden ontologischen Annahme) den Widerspruch aufzuheben und dadurch z.B. vormals unvereinbar scheinende Theoriengebäude zu verschränken. Unser Ziel ist also den Übergang vom „bedrohlichen Fremden" zum „kooperativen Anderen" zu ermöglichen.

Liegt ein offensichtlicher Nonsens vor, wird das von uns als Warnung verstanden, dass das aktuell verfügbare Modell für das evolutionäre Niveau, dem das anstehende Problem zuzuordnen ist, nicht angemessen sein könnte. Wenn etwa Feynman davon spricht, dass wir akzeptieren müssen, dass die Welt auf Basis der Quantenelektrodynamik „absurd" sei[21], stellt sich uns die Frage: Müssen wir das wirklich hinnehmen, obwohl gerade die offensichtliche Zweckorientiertheit der Natur sogar als eines der 7 Welträtsel eingestuft wurde.[22] Oder ist das nicht eher eine Herausforderung an die Quantenphysiker weiterreichende Erfindungen über ihr Forschungsgebiet zu konstruieren! Ähnliches gilt auch, wenn Einstein uns das Gravitationsfeld als Geister-Feld verdeutlichen will, das weder aus Materie noch Energie besteht, wohl aber diese Wirksamkeit hat, sodass er das Gravitationsfeld mit einem Wegweiser zur Geodäte vergleicht, sodass Teilchen den energetisch „bequemsten" Weg um andere Massen herum finden.[23]

---

21 Feynman, R.: *QED – the strange theory of light and matter* (1985). Princeton science library, Princeton University Press, edition 2006.

22 du Bois-Reymond, Emil: Über die Grenzen des Naturerkennens (1872), Nachdruck in: Emil du Bois-Reymond: *Vorträge über Philosophie und Gesellschaft.* Hamburg, Meiner, 1974.

23 Russell, B.: *The ABC of Relativity*. London: Kegan Paul, Trench, Trubner, 1925.

6. Das Reizvolle am CR für anwendungsorientierte Forscher

6.1 Die selbst gewählte Begrenzung als Stärke

Überraschenderweise ergeben sich Stärken gerade aus dem, was man aus den obigen Ausführungen als die aktuellen Grenzen des CR verstehen kann: Dadurch, dass der CR nur wenige epistemologische Vorgaben macht und noch spartanischer bei den ontologischen Vorgaben ist, lässt er dem Anwender -sehr viel Spielraum, den er problem- und einstellungsbezogen auszufüllen bemüht ist oder doch - aus welchen Gründen immer - offen lässt. Dafür einige Beispiele.

6.1.1 Auch das „Verstecken - Wollen" hinter Worthülsen kann reichen

Ein Beispiel dafür ist, dass Naturwissenschaftler zwar wie selbstverständlich mit physikalischen, chemischen und biologischen Kräften umgehen, um mit Hilfe dieser nicht beobachtbaren Größen als Ergebnis ihrer Wirksamkeit Realisationen nachvollziehbar und prognostizierbar zu machen. Im Umgang mit Information (also mit dem Ergebnis von Konstruieren) sind sie aber nicht bereit, eine entsprechende nicht beobachtbare Erklärung zu diskutieren. Dies kann man als Spätfolge des Kampfes zwischen Kirche und Wissenschaft interpretieren und als (zu weit) gehende Konsequenz aus der erfolgreichen Widerlegung eines substanzdualistischen Kartesianischen Modells samt Vis Vitalis sehen: Als wäre der Bedarf für die hinreichende Begründung von Leben, geistigen Leistungen, Kreativität, Spontaneität etc. mit der Widerlegung der Vis Vitalis entfallen. Und mancher glaubt, er entkäme dem „Weltknoten" Leib-Seele-Problem (oder dem Individuum-Gesellschafts-Problem) durch eine geschickte Definition von Begriffen: Etwa wenn man Antigen und Antikörper sich wechselseitiges Erkennen und aufeinander Ausrichten zuerkennt ohne anzugeben, wie man sich diese, durch die physikalisch/chemischen Inhalte der jeweiligen Begriffe für Energie nicht einsichtig zu machende Wirkungen erklären soll. Trotz dieses semantischen Tricks mit Tacet Knowledge bleibt sowohl die klassische Kritik Engels (*Science* 1977) aufrecht, wonach die Medizin wegen dieses Mangels ihre Wissenschaftlichkeit verloren habe, [24] wie auch der Nachweis, dass der von Engels vorgeschlagene Weg, auf Basis der General System Theory[25] und einem hierarchisch-evolutionären Zugang das zu fordernde bio-psychosoziale Modell der Medizin korrekt abzuleiten, aus methodologischen

24 Engel, GL: "The need for a New Medical Model: A Challenge for Biomedicine", *Science*, 196, 4286, 1977.129 - 196.

25 Bertalanffy, L.v. *General System Theory - Foundations, Development, Applications.* New York: Braziller, 1968.

und ontologische Gründen gescheitert ist.[26] Trotz dieses Mangels liefern die Immunologen unersetzliche Angebote für das Verständnis ihrer Forschungsgegenstände und darauf bezogene Therapien: Eine weitere Herausforderung an einen angemessenen, umfassenden ontologischen Zugang (den die „Erweiterte Sicht" zur Diskussion stellt). Doch auch das Wissenschaftsverständnis der Immunologen findet Platz im weiten Rahmen, den der CR bietet. Er gibt eben nicht vor, wie man sich vorzustellen hat, warum realisiert und konstruiert werden kann.

6.1.2 Offen für differenziertere epistemologische und ontologisch Annahmen

Er lässt auch Raum für differenziertere epistemologische Anleitungen, etwa einer Forderung, die Problematik der Tacet Knowledge dadurch zu verringern, dass „Umfassende Einfachheit" gefordert wird: Alles, was als unterschiedlich gedacht, erfahren oder beobachtet werden kann, muss auch distinkt kommunizierbar gemacht werden können. Und wo das mangels fehlender Begriffe nicht geht, darf man nicht dauerhaft schweigen, sondern muss einen entsprechenden Begriff und allenfalls die zugehörige ontologische Grundlage erfinden und überprüfbar/nachvollziehbar machen.

6.1.3 Doch hinreichende Abgrenzung im ontologischen und epistemologischen Bereich

Durch die Klarlegung, dass „da draußen etwas existiert" werden anwendungswidrige Weltsichten, insbesondere der Solipsismus ausgegrenzt. Durch die vorgelegte Ableitung, warum darüber letztlich auch mit wissenschaftlichen Methoden nichts Exaktes ausgesagt werden kann, entgeht man einerseits der leidigen Diskussion über das „Ding an sich" und kann andererseits klar machen, dass Wissenschaft nicht in der Lage sein kann, Objektives, also vom Beobachter/Erfahrenden und vom Beobachteten oder Erfahrenen unabhängig Gültiges, aufzuweisen. Wallner lässt dies dann „so stehen". Trotzdem bestreitet der CR nicht, dass trotzdem Brauchbares auf wissenschaftlichem Weg aussagbar sein kann. Hierzu wären allerdings weiter reichendere ontologische Bezüge wünschenswert. Doch dann würde der CR den epistemologischen Bereich verlassen. So scheint er dies an die jeweiligen Fachdisziplinen oder die von ihm empfohlenen neuartigen Wissenschaftsstrukturen zu delegieren.

---

26 Tress, W.; B. Junkert (1992): „Psychosomatische Medizin zwischen Naturwissenschaft und Geisteswissenschaft – Tertium non datur?", *Psychother Psychosom Med Psychol* 42: 400–407.

Sein Fokus auf Konstruieren hebt einen bislang insbesondere in den Naturwissenschaften eher vernachlässigten, aber fundamentalen Aspekt hervor: Das Kreieren als intellektuelle Leistung des Forschers. Aus den Schlussfolgerung des CR resultiert, dass Konstruieren grundsätzlich mit Vereinfachen von Aspekten (und damit mit Weglassen von Unbekanntem und von als unwesentlich Erachtetem) und einer Zuwendung zu dem als wesentlich Eingestuften verbunden ist. Da diese Schritte problemorientiert und im Einfluss z.B. von kulturellen, sozialen etc. Gegebenheiten erfolgen, wird einsichtig, warum die Inhalte einer identen Begrifflichkeit (nochmals das Beispiel „Bewegung" bei Newton und Maxwell) einander widersprechen können. Damit wird einerseits die klassische Warnung von N. Bohr nachvollziehbar, dass *„das Gegenteil einer tiefen Wahrheit eine andere tiefe Wahrheit"* sein kann. (Auch das ist eine Herausforderung an ein ontologisches Modell für unsere Welt).

6.1.4 Die Verfremdung als Instrument der Selbst- und Fremdkontrolle

Andererseits gibt dies Anlass für die Begründung der Schlüsseltechnik des CR, nämlich der Verfremdung (und insbesondere ihres Spezialfalles „Alienation"): Die Verfremdung ermöglicht – disziplinen-übergreifend aber auch innerhalb der eigenen Disziplin – nicht nur das Aufdecken von Fehlern oder mangelnder Tiefe beim eigenen Denken, sondern auch im Umgang mit Information aus anderen Wissenschaftsbereichen. Dabei muss ja klar sein: Die Berücksichtigung unterschiedlicher Disziplinen ist unerlässlich. Doch letztlich kann man immer nur selbst denken. Andere können dazu stimulieren, herausfordern, kritisieren etc. Doch letztlich bleibt das Denken immer ein individueller Akt.

6.1.5 Die Rahmenvorgaben werden klar begründet

Bedeutsam erscheint, dass Wallner klar begründet, warum konkrete Rahmenvorgaben und Empfehlungen ausgesprochen werden, etwa die Warnung vor Metatheorien oder vor dem Anspruch umfassende Theorien zu entwickeln. Dies bietet dem anwendungsorientierten Forscher, der z.B. als Arzt zwangsläufig sich um einen Ansatz bemühen muss, den Menschen als physico-bio-psycho-sozio-öko-kulturelles etc. Wesen zu erfassen, die Möglichkeit zu prüfen, in wie weit diese Argumente im konkreten Fall gültig bzw. vermeidbar sind.

6.1.6 Die Berücksichtigung des Interventionsbedarfs

Anwender müssen ihr Wissen, ihre Fertigkeiten und Einstellungen üblicherweise einsetzen, um in ganz konkreten Einzelfällen – von der banalen Erkrankung einer

Person bis zur Entscheidung über die Genehmigbarkeit einer Industrieanlage oder eines konkreten Public Health Konzeptes für eine ganz bestimmte Stadt – intervenieren zu können. Dass es methodologisch problematisch ist, sich dabei auf statistisch begründete Annahmen zu stützen, ist gleichermaßen unbestritten wie alltäglich. Die weitgehend akzeptierte Aufgabe nach einer Kausalbegründung im Sinne von Aristoteles wird inzwischen kaum mehr hinterfragt. Es ist geradezu erfreulich zu lesen, dass der CR z.B. im Kontext der Gestaltswahrnehmung den Bedarf zur Öffnung der Wissenschaft auf das angemessene Berücksichtigen individueller Aspekte hervorhebt. Hier bestehen bedeutsame Brücken zur Forderung einer Interventionswissenschaft durch Heintel.[27]

6.2 Zusammenfassend: CR als „Umhüllende"

Dies lässt sich wie folgt zusammenfassen: Meiner Meinung nach bietet der Konstruktive Realismus ein Art Fundamentalepistemologie an, die entsprechend der aktuell gegebenen anwendungsbezogenen Fragestellung konkretisiert werden kann (und konkretisiert werden muss). Ihr Einsatz lässt erwarten, dass sonst leicht übersehene Einflüsse, die gerade im Bemühen fächerübergreifende Aspekte zu berücksichtigen wären, offensichtlich gemacht werden.

7. Zum Stellenwert des CR für meine Arbeit

Der CR stellt inzwischen eine der tragenden Säulen in der noch aktuell laufenden Phase meiner Bemühungen um einen angemessenen Ansatz für Gesundheit und Nachhaltigkeit dar. Die Art ihrer Einbindung verdeutlicht, was ich unter „nötiger Konkretisierung" verstehe und in wie weit durch CR-Elemente zusätzliche Aussagemöglichkeiten gewonnen wurden.

So ergab eine Analyse der für die Anwendung der Sherlock-Holmes-Methode (siehe oben) angenommenen Postulate (Erforschbarkeit, Prozesshaftigkeit, evolutionäre Natur, Begrenztheit) volle Anschlussfähigkeit an den CR, aber auch – wie vom Modell der Kybernetisch Evolutionären Sozialmedizin (und nun der „Erweiterten Sicht") gefordert – die Anschlussfähigkeit mit den für Gesundheit und Nachhaltigkeit unverzichtbaren Angebote der sektoralen Disziplinen.

Als Beispiel dafür sei die Anschlussfähigkeit der Begrenztheit angeführt: Sie „passt" nicht nur zu den für die Physik unverzichtbaren Erhaltungssätze, die sich ja auf das Realisieren und damit die Verfügbarkeit und die Wirkungen von

---

27 Heintel, P.: *Zur Grundaxiomatik der Interventionsforschung, Klagenfurter Beiträge zur Interventionasforschung*", Bd 1, Klagenfurt, 2005.

Energieformen („Energie" im Sinne von Physik und Chemie, nicht von Esoterik etc.). Sie zwingt – bei Annahme eines substanzmonistischen Modells – auch zum Schluss, dass auch das Umgehen-Können mit Information (im weitesten Sinne des Wortes) und damit zu konstruieren ebenfalls begrenzt sein muss. So findet die Ausgangsannahme des CR, dass Wissenschaft nur begrenzte Aussagen machen kann, ebenfalls Anschlussfähigkeit. Verknüpft man nun diese „erweiterte" Begrenztheit mit Prozesshaftigkeit und einer nicht vorherbestimmten, nur aus den Vorzuständen zu begründenden Entwicklung („Erweiterter Zugang zur Evolution"), so resultiert gerade aus dieser Begrenztheit, dass auch die Erforschbarkeit (und damit Verallgemeinerbarkeit) nur Teilaspekte (mit Unsicherheiten) betreffen kann – trotz bzw. dank der verbleibender individuellen Aspekte. Doch darauf kann im Rahmen dieses Beitrags nicht näher eingegangen werden.

8. Phase des kontinuierlichen Integrierens von Elementen des CR in die Entwicklung der Erweiterten Sicht

8.1 Ärzte sind keine Philosophen

Vorab macht es Sinn, einige grundsätzliche Unterschiede zwischen dem Alltag von Ärzten sowie ärztlichen Forschern und Philosophen in Erinnerung zu rufen. Man sollte von ähnlichen Unterschieden auch zu anderen Anwendern ausgehen. Ihnen fehlen praktisch jedwede Voraussetzungen für epistemologische und ontologische Überlegungen – ganz im Gegensatz zu ihren Vorgängern bis in die Mitte des 20. Jahrhunderts, als etwa Naunyn noch darauf verwies, dass in Deutschland kein Mangel an führenden Philosophen bestünde, sondern dass diese – z.B. Einstein und Planck – nur in anderen Fakultäten beheimatet wären. Ein Grund dafür ist der Zeitdruck. Er wird durch die aktuelle Diskussion um das Arbeitszeitgesetz für Ärzte deutlich. Die knappe Restzeit muss genutzt werden, um die so nötigen – m.E. diskussionswürdigen – Impactpunkte zu erwerben, ohne die es genauso wenig Zukunft an einer österreichischen Universität gibt, wie für Forscher, die keine Drittmittelprojekte insbesondere der Industrie an Land ziehen. Nur wäre es ein grundlegender Fehler aus dem Umstand, dass ein Forscher anwendungsbezogen arbeitet, den Rückschluss zu ziehen, er bräuchte nur angewandte Forschung. Das Gegenteil ist der Fall. Ohne neue Grundlagen kann es keinen wirklichen Fortschritt in der Medizin geben: Der Satz von G. Liebig ist heute aktueller denn je: „*Nichts ist so praktisch wie eine gute Theorie*". Dazu bedarf es aber auch Minimalkenntnisse darüber, was eine Theorie ist, welche Grenzen und Möglichkeiten jede Theorie haben muss: Jede Theorie muss Grenzen haben – einfach schon deshalb, weil in einer nicht idealen Welt nicht ideale Forscher keine ideale Theorie kreieren können. Es wäre die Aufgabe der Stabseinrichtungen, ausgleichend gegen die einsichtige Eigendynamik zu steuern. Doch das Gegenteil scheint mir jedenfalls in Westeuropa der Fall zu sein: Impactfaktoren sind – neben der Studentenzahl – geradezu entscheidend für die Verteilung öffentlicher Mittel. Der kurzfristig erreichbare wirtschaftliche Erfolg beeinflusst wesentlich das Erreichen von Drittmittelforschung. Anders die führende Medizinische Universität Russland, die mir einen ordentlichen (Teilzeit-) Lehrstuhl angeboten hat, damit ich meine Überlegungen zu einem umfassenden Verständnis des Menschen als sozialem Wesen und seiner Interaktionen mit und Erwartungen an seine komplexen Umwelten den Studenten nahe bringen kann: Die 1st Moscow State Medical University ist sozusagen die patientenbezogene Fakultät der Lomonossov, die ja deutlich besser im internationalen Ranking abschneidet als Österreichs Universitäten. Ich führe diese wesentlich größere Bereitschaft an der 1MSMU darauf zurück, das das problemübergreifende, systembezogenes Denken seit Sechenov, dem Begründer der modernen russischen Medizin (an dessen Lehrstuhl ich derzeit tätig bin) Ausgangspunkt für das Verständnis von Gesundheit war, während im übrigen Europa der an sich ebenfalls umfassende Zugang Virchows nur auf die Erforschung der Zelle und von der ausgehend zu Organen, Organismus und letztlich die Person eingeschränkt wurde.

Für „verfremdende Gespräche“ braucht es zudem nicht nur das für den CR als so relevant hervorgehobene „soziale Lernen“, sondern zumindest minimale Kenntnisse in den zu verfremdenden Fachgebieten. Dazu braucht es solides klassisches Lernen. Und ein sehr großes Maß an Toleranz, die unvermeidbaren Wissensmängel des Gegenübers verständnisvoll im Interesse des „Großen Ganzen“ zu ertragen. Empathie ist dabei zwar unverzichtbar – sowohl für die ärztliche Tätigkeit wie für Interdisziplinarität. Sie ist jedoch keine wissenschaftliche Begründung – viel eher eine weitere Herausforderung für entsprechende ontologische Annahmen.

8.2 Anwendung des CR auf die Philosophie

Was für die anwendungsbegründenden Wissenschaften, insbesondere die Naturwissenschaften gilt, gilt auch für die philosophischen Disziplinen. Auch sie können keine idealen Angebote machen, tun aber so, als wäre das jeweils vertretene Modell das einzig berechtigte. Auch in „philosophischen Zünften“ ist mit Ein- und Ausgrenzungstendenzen zu rechnen. Daher sind trotz Bekenntnis zu einem grundsätzlich identem Forschungsobjekt Bemühungen um Abgrenzungen zu erwarten. So entstehen Grenzen, die ebenfalls Anlass zur Verfremdung geben können. Es ist wirklich überraschend, welche unterschiedlichen Positionen als „innerhalb des vertretbaren Standes korrekter wissenschaftlicher Auseinandersetzung" eingestuft werden. Der anwendungsorientierte Forscher hat meist weder die Kompetenz noch das Fachwissen, sich hier zum Richter aufzuspielen. Ich vergleiche gerne die Situation mit einem Brillanten, der aus einem unscheinbaren Rohdiamant erst durch exaktes Herausarbeiten von 52 Flächen – jede in Entsprechung zu einer philosophischen Richtung – zum wertvollen Edelstein wird: Dem Arzt geht es nicht um die scharfen Kanten, sondern um das, was man mit dem Brillanten bewirken kann: Doch der strahlt nicht, wenn die angestrahlte Fläche nicht angemessen geschliffen ist. So wird der Anwender eingeladen, diese philosophischen Werkzeuge zu nutzen, die für seine Fragestellung als die angemessensten und einfachsten sind. Da auch diese Werkzeuge nur Erfindungen sind, kann man ruhig so tun, als wäre die Erde eine Schreibe, wenn es darum geht, zu prüfen ob eine Wand korrekt errichtet ist und dazu eine Wasserwaage verwenden. Natürlich muss man dazu nicht bestreiten, dass es keine idealen parallelen Linien gibt.

So scheint es angemessen, über Th. Kuhn hinauszugehen: Weltbilder haben sich geändert und werden sich weiter ändern. Paradigmen sind eben auch nur Konstrukte, die aus ihren jeweiligen Gegebenheiten zu verstehen sind. Also nicht auf einen Paradigmenwechsel warten in der Hoffnung, nun endlich zu wissen, was die Welt im Innersten zusammen hält, sondern den Mut aufbringen, „auch Ungewohntes durchzudenken" – wozu Wallner aufmuntert.

8.3 Scheinbare Widersprüche zum CR

8.3.1 Wallner warnt davor sich um „Alltheorien" zu bemühen

Er begründet dies damit, dass man dabei ja von Leitwissenschaften ausgeht und damit andere Disziplinen – wenn überhaupt – nur unangemessen berücksichtigen kann. Der Mediziner hat aber die Aufgabe, den Menschen als Ganzes zu berücksichtigen. Das setzt ein Modell voraus, das zumindest „quasi" einen umfassenden Zugang erlaubt. Doch allein aus der Position, dass es sich dabei nur um eine Erfindung über das Wesen des Menschen handeln kann, ergibt sich, dass es gar keine „Alltheorie" sein könnte. Sie entspräche eher einem Zugang mit einem „Makroskop" als Ergänzung zu und Vernetzung mit den unterschiedlichen „mikroskop-artigen" aktuell bewährten Zugängen.

Doch muss (und darf) man sich überhaupt auf Leitwissenschaften stützen, eine Praxis, der ja der Schlüsseleinwand Wallners galt. Der Harvard-Philosoph Holton, dem wir Wesentliches in der Wiederentdeckung Einsteins als Naturphilosoph verdanken, zeigt die Änderungen der Wissenschaftstätigkeit in der Physik an geänderten Themata auf.[28] Dies lässt sich verallgemeinern: Demnach wäre die Wissenschaftsgeschichte als Abfolge von Leitideen zu verstehen, z.B. ausgehend von der Auseinandersetzung mit der Frage nach der Wirksamkeit eines nicht beobachtbaren Verursachers, nach der Unsterblichkeit, den Möglichkeiten der logisch argumentativen Begründung dieser Welt, ihrer Untermauerung durch Berechnen und Beobachten von Sternen, zur Ermittlung von Verallgemeinerbarem in der beobachtbaren Welt durch physikalische und später biologische Messungen, die Erforschung von Prozessen etc. Geht man von Themata aus, ergeben sich die Leitwissenschaften als Resultante von Prozessen, auf die außerwissenschaftliche Aspekte wie sozioökonomische, kulturelle etc. sehr starken, immer mehr bestimmenden Einfluss nehmen. Th. Kuhn hat dies ja eindrucksvoll bestätigt. Damit stellt sich die Frage nach der Berechtigung, sich überhaupt an Leitwissenschaften und nicht an Themata zu orientieren. Dies geschieht inzwischen: Wenn etwa der biologische Begriff von Evolution auf andere Disziplinen angewendet wird, und man inzwischen feststellt, dass zwar die Evolution des Kosmos außer Diskussion steht, aber die Anwendung darwinistischer Grundsätze dabei offensichtlich zu Nonsens führen, zeigt dies die Angemessenheit, „hinter" den für die Differenzierung von Lebewesen aus einfacheren Lebensformen so verdienstvollen Ansatz treten zu sollen. Dies wird unverzichtbar, wenn es um eine „erweiterte Sicht" davon geht, dass Neuartiges ausschließlich aus schon vorher Gegebenem, ohne aktuellem Eingriff einer „externen Größe" und ohne Maschinenmodell – also selbsttätig – vorstellbar werden soll. Dazu wäre es allerdings hilfreich, nicht dauerhaft diese Frage mit dem Konsens über den diese „lange Geschichte kurz machenden" Begriff „Autopoiese" der ontologischen Diskussion zu entziehen. Es braucht vielmehr Konstrukte, die dies einsichtig machen und nicht nur ein Wort, das nicht einmal beschreibt. Die von mir postulierten Grundannahmen stehen für derartige Leitideen. Sie bedürfen daher keines Bezugs zu Leitwissenschaften. Das Kernargument Wallners gegen so umfassende Ansätze trifft somit hier nicht zu.

8.3.2 Der Legitimationsanspruch

Die Legitimierung eines wissenschaftlichen Zugangs und die Rechtfertigung der Kriterien für den Erfolg wissenschaftlicher Unternehmungen mögen philosophische Probleme sein. Für den Arzt stehen die Antworten fest: Für ihn ist die Verbesserung der durch Forschung begründbare Dienstleistung die Legitimierung und das Kriterium für wissenschaftliches, auch grundlagenbezogenes Forschen und

---

28 Holton, G.: *Themata – Zur Ideengeschichte der Physik*. Braunschweig, Wiesbaden: Vieweg, 1984.

Verwerten. Damit sind wir uns mit Einstein einig, der die einzige Rechtfertigung für wissenschaftliche Erfindungen („Konstrukte") über die Natur darin sieht, dass wir uns dadurch in dieser Welt besser zurecht finden.

Doch der Philosoph ist grundsätzlich in seiner Tätigkeit – jedenfalls zumeist – anders ausgerichtet. Was Wunder, wenn dann andere Probleme auftreten.

8.3.3 Realität, Wirklichkeit, Mikrowelt

In der Alltagskommunikation – und diese muss der Arzt berücksichtigen – können die schlüssig abgeleiteten Definitionen von Realität, Wirklichkeit und ihren Unterbereiche wissenschaftlicher Mikrowelten zu Unverständnis führen. Für den Alltagsmenschen – und auch für viele Philosophen – zählt, das, was „der Mensch" landläufig nicht ändern kann, zur Realität. Es ist vergleichsweise einfach zu verdeutlichen, dass wir uns über das weitgehend Unbeeinflussbare „da draußen" nur eine Vorstellung kreieren können. Dabei ist hilfreich zu vermitteln, dass wir ja nur das durch das Auge und die Nervensysteme selektiv Vermittelte beobachten können. Über dieses „da draußen" liefert uns Physik und Chemie hilfreiche Handlungs- und Verstehens-Anleitungen, die wir „Naturgesetze" nennen. Zu vermitteln, dass diese eigentlich Erfindungen (und nicht Entdeckungen) über die Natur sind (Einstein), macht schon mehr Schwierigkeiten. Wirklichkeit ist für viele – auch vieler Philosophen – das, was für uns darüber hinaus verbindlich ist: Wir haben eben hinzunehmen, einen Strafzettel zu bekommen, weil wir das Auto auf der falschen Straßenseite geparkt haben, obwohl die Stadtgemeinde das Konstrukt beschließen kann, dass ab morgen dort auch am Abend geparkt werden darf. Wirksam, aber von einer anderen Natur ist offensichtlich Harry Potter: Er machte seine Erfinderin zur zweitreichsten Frau Englands. Trotzdem wird kein gesunder Erwachsener annehmen, dieses Konstrukt habe die gleiche Verbindlichkeit wie die Straßenverkehrsordnung. Noch komplexer wird unsere Welt dadurch, dass inzwischen z.B. die virtuelle Wirtschaft die Realwirtschaft nachhaltig infrage stellen kann. Und niemand wird sinnvollerweise bestreiten, dass Michelangelo eine Vorstellung für den Bau des Petersdomes hatte, und der Plan vor ihm für reine Illusion und als unumsetzbar gehalten worden wäre. War dies Wirklichkeit? Der Mediziner steht dann noch vor dem Problem, von all diesen Konstrukten solche krankhafte Vorstellungen abgrenzen zu müssen. Er stößt somit zwangsläufig an die Grenze der Kommunikationsmöglichkeit, wenn er sich auf die drei Begriffe „Realität, Wirklichkeit und Mikrowelt" einschränken ließe. Doch dieser weiterreichende Differenzierungsbedarf erwächst aus der speziellen Situation des Arztes. Und die Definition von Begriffsinhalten unterliegt ja nur der Forderung, darüber Konsens herzustellen. Und über die Natur von „Konstrukt" besteht ja keine Uneinigkeit.

Gertrude Kubiena

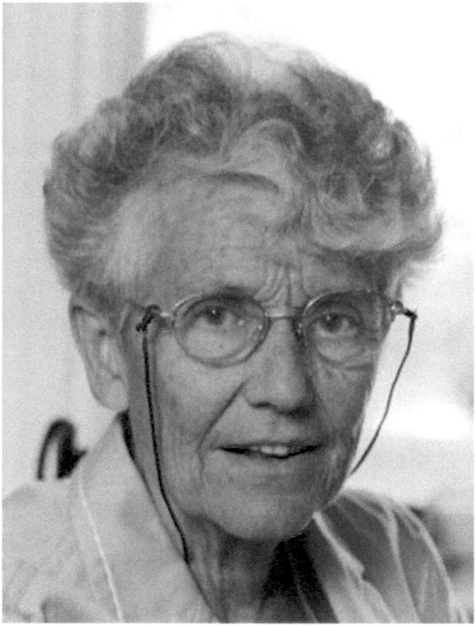

Prof. Dr.med et Mag.phil. Gertrude Kubiena

Geboren 5.8.1938 in Wien, 1963 Promotion zum Dr.med.

Ausbildung zu Praktischem Arzt, Facharzt für HNO, Physikatsprüfung (für Amtsarzt). 21.5.1968 Heirat mit Dr. Klaus Kubiena, Chirurg.

1972 durch Fernsehen auf Akupunktur gestoßen, 1973 Akupunkturdiplom der ÖGA.

1976 Erste und damals einzige weibliche Polizeiamtsärztin in Wien.

1978–1983 nicht-amtsführende Stadträtin und Landesrätin in Wien (ÖVP, bunter Vogel bei Erhard Busek mit Jörg Mauthe).

1984 bis jetzt Forschungs- und Lehrtätigkeit bei der Österreichischen Gesellschaft für Akupunktur und in den angeschlossenen Instituten.

Seit 1986 Beschäftigung mit Chinesischer Arzneitherapie, systematische Ausbildung ab 1996 bei Ramakers, 1997 bei Kaptchuk.

Seit 1987 Präsidentin des gemeinnützigen Vereins MedChin.

1989–1997 Studium an der Philosophischen Fakultät der Univ. Wien, Hauptfach Sinologie, Abschluss mit Magisterium.

1999 Start der fünfsemestrigen Postgraduate Lehrgänge für Chinesische Diagnostik und Arzneitherapie. 2015 beginnt der achte Lehrgang in Zusammenarbeit mit ÖGA.

2000 bis 2003 Unterricht am American College of Acupuncture in New York Akupunktur.

2004 Begegnung mit Prof. Wallner und Konstruktivem Realismus.

2005 nach fünf Jahren Kampf ÖÄK-Diplom Chinesische Diagnostik und Arzneitherapie (= Diplom der Österreichischen Ärztekammer) erwirkt.

2007, April-Mai gemeinsam mit Wallner in Beijing MedChin-Workshop "Comparative Analysis of Central Expressions of Traditional Chinese Medicine (TCM) in the Context of Modern Western Medicine" mit namhaften ExpertInnen in Beijing.

Zirka 30 China-Aufenthalte.

225 Publikationen.

Arbeiten mit Bezug zum Konstruktiven Realismus

(Gertrude Kubiena)

1. Kubiena G. (2006): „Strangification – Vermerkwürdigung. Verfremdung als Mittel der Wahl im TCM-Unterricht für westliche Studentinnen und Studenten". (2006) in Wallner F. (Hg) *Culture and Knowledge*, Vol. 5. Verfremdung – Strangification. Multidisziplinäre Beispiele der Anwendung und Fruchtbarkeit einer epistemologischen Methode. Frankfurt am Main, Berlin, Bern, Bruxelles, New York, Oxford, Wien: Peter Lang Europäischer Verlag der Wissenschaften, 207–211.
2. Kubiena G. (2009): "Teaching Traditional Chinese Medicine outside China – a Challenge for Teachers". In Wallner F.G. (Hg): *Culture and Knowledge*, Vol. 10, 67–80. Peter Lang, Internationaler Verlag der Wissenschaften, Frankfurt am Main.
3. Kubiena G. (2010): "Applied Methodology for Teaching, Learning, Spreading and Survival of TCM". In Wallner F.G. (2010): *Culture and Knowledge, Vol. 13: The Way of Thinking in Chinese Medicine*. Peter Lang Europäischer Verlag der Wissenschaften, Frankfurt am Main, Berlin, Bern, Bruxelles, New York, Oxford, Wien.
4. Kubiena G. (2011): "Effect of Emotions on Soul, Spiritual and Mental Conditions, and Treatment of Related Problems". In Wallner F. (Hg.): *Culture and*

Knowledge, Vol. 19, 41–58. Peter Lang, Internationaler Verlag der Wissenschaften, Frankfurt am Main. ISSN:978-3-631-60762-6; ISSN1613-902X.

5. „Podiumsdiskussion zu Medizin und Wissenschaftstheorie". *Symposion „Ausgangspunkte der Wissenschaft"*, Universität Wien, Leitung Univ. Prof. Dr. Friedrich Wallner. 26. November. 2003, Wien.
6. „Was man als MedizinerIn / SinologIn von Prof. Wallner lernen kann. Verfremdung als Instrument des Konstruktiven Realismus als Transport- und Lehrmittel der Traditionellen Chinesischen Medizin". *Internationales Symposion anlässlich des 60. Geburtstages von Fritz G. Wallner.* Kleiner Festsaal der Universität Wien. 28.06.05

(Gertrude Kubiena)

Der Konstruktive Realismus

1. Wie sind Sie auf Friedrich Wallner und den Konstruktiven Realismus gestoßen?

Vor zirka 10 Jahren war ich als Gastreferentin an der Uni Wien zu einem Workshop über Traditionelle Chinesische Medizin eingeladen. Dabei kam ich in den Genuss von Wallners Ausführungen über den KR anhand der Wissenschaftstheorien der modernen und der Traditionellen Chinesischen Medizin. Ich war hingerissen! Wenige Jahre zuvor hatte ich nämlich mein Zweitstudium – Philosophie mit Hauptfach Sinologie – abgeschlossen aber so was Gescheites hatte ich auf der philosophischen Fakultät bis dato nicht gehört.

2. Welche Schrift(en) bzw. Ideen von Prof. Wallner oder über den Konstruktiven Realismus haben Sie am meisten beeindruckt?

Am meisten beeindruckt mich noch immer diese großartige stimmige Idee, dass zwei Theorien – wenn auch zeitversetzt – nebeneinander bestehen können, ohne dass eine davon falsch sein muss.

Warum? Ja, warum? Weil ich als Medizinerin weiss, wie unsinnig der Exklusivanspruch auf Gültigkeit einer Theorie ist. Das hat sich im Lauf der Geschichte oft genug bestätigt. Und obwohl mir das schon lange bewusst war, hätte ich 's nie so auf den Punkt bringen können wie Wallner mit dem KR.

3. Wenden Sie den Konstruktiven Realismus bei Ihrer Arbeit an? Wenn ja, wie?

Als promovierte westliche Medizinerin Traditionelle Chinesische Medizin zu praktizieren, wäre ohne den Grundgedanken des KR nicht legitim. Selbstverständlich haben die neuesten medizinischen Erkenntnisse und die modernen diagnostischen Methoden Priorität – sofern sie sinnvoll sind. Gesundheit bedeutet aber nicht nur eine Summe von Befunden sondern Wohlbefinden in vielerlei Hinsicht. Es ist beispielsweise nicht selten, dass jemand trotz eines tadellosen Wirbelsäulenröntgens quälende tiefe Rückenschmerzen hat. Die moderne Medizin endet hier mit Painkillern. Die differenzierte TCM-Diagnostik hingegen nennt dafür mindestens vier verschiedene Ursachen, die sich aus den Symptomen ableiten lassen: Äußere Einflüsse durch Wind-Kälte-Feuchtigkeit, zwei verschiedene Mangelzustände der Niere (Yin- und Yang-Mangel) und Trauma. Jede dieser vier Arten von Rückenschmerz wird anders behandelt. Man muss also mit den Sinnesoranen wahrnehmbare Symptome wie ein Puzzle zusammensetzen und als TCM-Syndrom interpretieren. Nur so kommt man zu einem erfolgreichen Therapieansatz.

Ein eindrucksvolles Beispiel liefern auch „neue" Krankheiten wie Schweine- oder Vogelgrippe etc. Die moderne Medizin braucht Jahre um einen Erreger und eine mehr oder weniger wirksame Abhilfe zu finden. Dann ist die aktuelle Epidemie meist ohnehin schon erloschen. Die TCM hingegen, die sich aufgrund ihrer Entstehungszeit nicht an Laborbefunden sondern am Befinden orientiert, hat erfolgreiche Rezepturen parat, die sogar von der WHO weltweit empfohlen werden.

Heute genauso wie zur Entstehungszeit der TCM können wir nur mit den Mitteln arbeiten, die uns aktuell zur Verfügung stehen. Dumm wären wir, vernachlässigten wir moderne Methoden – wo sie passen und erfolgreich sind. Und genauso dumm wären wir, verzichteten wir auf den Schatz der TCM, wo sie unseren Patienten besser helfen kann.

4. Worin liegt Ihrer Ansicht nach der wichtigste Beitrag des Konstruktiven Realismus?

Der wichtigste Beitrag des Konstruktiven Realismus liegt meiner Ansicht nach im vernünftig-toleranten Denkansatz in Bezug auf nebeneinander existierende, wechselseitig interpretierbare Fakten. Ließe sich dieser Denkansatz auf die hohe Politik übertragen, dann hätten wir Frieden im Nahen Osten und Frieden auf Erden.

Fengli Lan

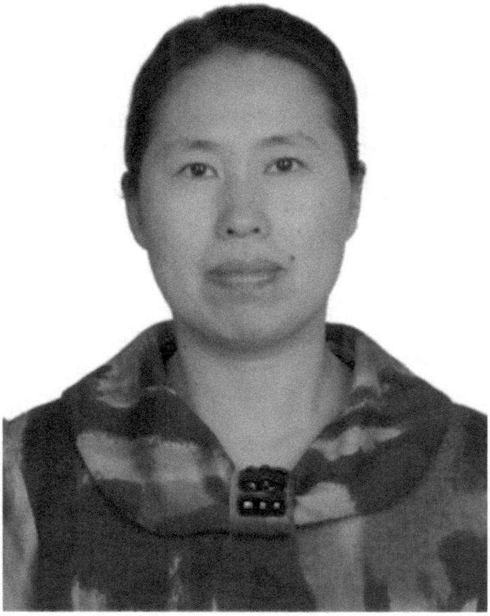

Fengli Lan (University of California, Santa Cruz)

Biography: Lan Fengli (1972 –), currently a senior visiting scholar at University of California, Santa Cruz, formerly Prof. of Shanghai University of Traditional Chinese Medicine until Jan. 2015, guest Prof. of Vienna University in WS 2010/11. Has studied medicine (PhD & MD in 2005 at Shanghai University of TCM), applied linguistics (Post-Doctoral Fellow in 2008 at Shanghai Jiao Tong University). Scientific emphases: Foundations, Acupuncture, Gynecology, History and Literature of Chinese Medicine; Trans-cultural and Translation Studies of Chinese Medicine; Applied Linguistics; and Philosophy of Science; etc.

Email: fengli.lan@163.com

Publications in the framework of CR

(Fengli Lan)

Papers

Liang Xing, Lan Fengli (Correspondent Author). "English Translation of Pulse Image Terminology: Based on Metaphorical Cognition". *Chinese Journal of Integrated Traditional and Western Medicine*. 2014, 34(6): 760–763.

Lan Fengli, Friedrich Wallner. "*Qu Xiang Bi Lei*: The Metaphorizing Process and Way to Form Metaphors in Chinese Medicine" [J]. *Journal of Dialectics of Nature*, 2014, 36(2): 98–104.

Liang Xing, Lan Fengli (Correspondent Author). "Translation and Dissemination of Chinese Pulse Lore in the West: With Its English Translation and Dissemination as the Focus". *Chinese Journal of Medical History*. 2013, 43(5): 271–277.

Lan Fengli. "Constructive Realism and Its Enlightenments for Researching Chinese Medicine". *Medicine and Philosophy*, 2010, 31(8): 8–9,24.

Lan Fengli. "Philosophical Reflections on Standard English Terminology of Chinese Medicine". *Medicine and Philosophy*. 2010, 31 (7): 72–73.

Wallner, Friedrich, Lan Fengli:. „Eine kurze Einführung in die Ontologie und Methodologie der Chinesischen Medizin (2)". *COMED (Das Fachmagazin für Complementär-Medizin)*, No. 11/2009, S. 72–74.

Wallner, Friedrich, Lan Fengli. „Eine kurze Einführung in die Ontologie und Methodologie der Chinesischen Medizin (1)". *COMED (Das Fachmagazin für Complementär-Medizin)*, No. 09/2009, S. 49–51.

Lan Fengli, Friedrich G. Wallner: „The Concept of Health in Chinese Culture: The Playing of A Piece of Mild, Smooth Symphony". In Lan FL, Wallner F.G., Schulz A. (eds.): *Construction and Interpretation – Concepts of a Culturally Guided Philosophy of Science*. Frankfurt am Main: Peter Lang, 2013. 11–22.

Lan Fengli, Friedrich G. Wallner: "Etymology-based Understanding of the Concept of Disease in Chinese Culture: "Lack of Ease" and Pictorial Thinking". In Lan FL, Wallner, F.G., Schulz A. (eds.). *Construction and Interpretation – Concepts of a Culturally Guided Philosophy of Science*. Frankfurt am Main: Peter Lang, 2013: 23–36.

Lan Fengli, Friedrich G. Wallner: „Disease, Symptoms and Pattern: The Foundations for Individualized Treatment in Chinese Medicine". In Lan FL, Wallner F.G., Schulz A. (eds.). *Construction and Interpretation – Concepts of a Culturally Guided Philosophy of Science*. Frankfurt am Main: Peter Lang, 2013. 59–74.

Lan Fengli, Friedrich Wallner: "How to Develop Intercultural Strategies: Chinese Medicine as an Example". In Wallner Friedrich G., Lan Fengli, Schulz Andreas (eds.): ‚*Aspekte des Konstruktiven Realismus/Aspects of Constructive Realism*. Frankfurt am Main: Peter Lang, 2012: 9–48.

Lan Fengli. "Acupuncture Treatment for Women's Diseases: History and Rational Interpretations". In Lan Fengli, Wallner Friedrich G., Wobovnik Claudia (eds.): *Shen, Psychotherapy, and Acupuncture: Theory, Methodology and Structure of Chinese Medicine*. Frankfurt am Main: Peter Lang, 2011: 223–285.

Lan Fengli. "Chinese Medicine Is Its History". In Lan Fengli, Wallner Friedrich G., Wobovnik Claudia (eds.). *Shen, Psychotherapy, and Acupuncture: Theory, Methodology and Structure of Chinese Medicine*. Frankfurt am Main: Peter Lang, 2011: 289–314.

Lan Fengli. "Chinese Medicine as a Philosophy: Metaphorizing". In Lan Fengli, Wallner Friedrich G., Wobovnik Claudia (eds.). *Shen, Psychotherapy, and Acupuncture: Theory, Methodology and Structure of Chinese Medicine*. Frankfurt am Main: Peter Lang, 2011: 315–340.

Lan Fengli. "Understanding *Shen* in Classical Chinese Texts". In Lan Fengli, Wallner Friedrich G., Wobovnik Claudia (eds.). *Shen, Psychotherapy, and Acupuncture: Theory, Methodology and Structure of Chinese Medicine*. Frankfurt am Main: Peter Lang, 2011: 11–28.

Wallner Friedrich, Lan Fengli, Zhang Lishan. „*Shen* – Relation Instead of Substance". In Lan Fengli, Wallner Friedrich G., Wobovnik Claudia (eds.). *Shen, Psychotherapy, and Acupuncture: Theory, Methodology and Structure of Chinese Medicine*. Frankfurt am Main: Peter Lang, 2011: 1–10.

Lan Fengli. "Metaphorizing: A Vital Way to Understand and Modernize Chinese Herbal Medicine". In Wallner Friedrich G., Lan Fengli, Jandl Martin J. (eds). *Chinese Medicine and Intercultural Philosophy: Theory, Methodology, and Structure of Chinese Medicine*. Frankfurt am Main: Peter Lang, 2010: 153–163.

Lan Fengli. "Metaphorizing: The Way to Bridge *The Book of Changes* and Chinese Medicine". In Wallner Friedrich G., Schmisberger Florian, Wimmer Franz Martin (eds). *Intercultural Philosophy: New Aspects and Methods*. Frankfurt am Mein: Peter Lang, 2010: 177–192.

Lan Fengli. "Metaphor, *Qu Xiang Bi Lei*, and Chinese Medicine". In Wallner Friedrich G., Lan Fengli, Jandl Martin J. (eds). *The Way of Thinking in Chinese Medicine: Theory, Methodology, and Structure of Chinese Medicine*. Frankfurt am Main: Peter Lang, 2010: 63–88.

Friedrich G. Wallner, Lan Fengli. „Ontological Ambiguity and Methodological Circularity: *Qu-Xiang Bi-Lei*". In Wallner, Schmisberger Florian, Wimmer Franz Martin (eds). *Intercultural Philosophy: New Aspects and Methods*. Frankfurt Am Mein: Peter Lang, 2010: 163–176.

Lan Fengli. "Intercultural Philosophy and Chinese Medicine: Reflections of Philosophy of Chinese Medicine in Chinese Language". In Wallner Friedrich G., Lan Fengli, Jandl Martin J. (eds). *Chinese Medicine and Intercultural Philosophy: Theory, Methodology, and Structure of Chinese Medicine*. Frankfurt am Main: Peter Lang, 2010: 14–34.

Lan Fengli. "Globalization of Chinese Medicine: Cultural Differences of Chinese Medicine and Western Medicine". In Wallner Friedrich G., Lan Fengli, Jandl Martin J. (eds). *The Way of Thinking in Chinese Medicine: Theory, Methodology, and Structure of Chinese Medicine*. Frankfurt am Main: Peter Lang, 2010: 24–44.

Books

1. Lan Fengli. *Metaphor: The Weaver of Chinese Medicine* [M]. Verlag Traugott Bautz, 2015 Forthcoming.
2. Lan Fengli, Wallner, Friedrich G. (eds.). *The Concepts of Health and Disease: From the Viewpoint of Four Cultures*. Verlag Traugott Bautz GmnH, 2014.
3. Lan Fengli, Wallner Friedrich G., Schulz Andreas (eds.) *Concepts of a Culturally Guided Philosophy of Science*. Frankfurt am Main: Peter Lang, 2013.
4. Lan Fengli. *Culture, Philosophy and Chinese Medicine: Viennese Lectures* [M]. Frankfurt am Main: Peter Lang, 2012.
5. Wallner Friedrich G., Lan Fengli, Schulz Andreas (eds.). *Aspekte des Konstruktiven Realismus/Aspects of Constructive Realism*. Frankfurt am Main: Peter Lang, 2012.
6. Lan Fengli, Wallner, Friedrich G., Wobovnik, Claudia. (eds). *Shen, Psychotherapy and Acupuncture: Theory, Methodology and Structure of Chinese Medicine*. Frankfurt am Main: Peter Lang, 2011.
7. Wallner Friedrich G., Lan Fengli, Jandl Martin J. (eds). *Chinese Medicine and Intercultural Philosophy: Theory, Methodology and Structure of Chinese Medicine*. Frankfurt am Main: Peter Lang, 2011.
8. Wallner Friedrich G., Lan Fengli, Jandl Martin J. (eds). *The Way of Thinking in Chinese Medicine: Theory, Methodology and Structure of Chinese Medicine*. Frankfurt am Main: Peter Lang, 2010.
9. Lan Fengli. First-Grade Translator. Originally by Wallner Friedrich G. *The Philosophical Foundation of a Comparison between Western Medicine and Chinese Medicine*. Beijing: Higher Education Press, 2011.

(Fengli Lan)

When Chinese Medicine Meets Constructive Realism: Cooperation since 2007

1. How did you learn to know Friedrich Wallner and the Construktive Realism?

By recommendation of Prof. Dr. Paul U. Unschuld in 2006, currently the Director of Horst-Görtz-Stiftungsinstitut of Charité-Universitätsmedizin in Berlin. I was then invited as both a translator and a speaker to attend an international conference – "Analysis of Central Expressions of Chinese Medicine in Context of Modern Western Medicine" (22.4. -9.5. 2007, Swiss Hotel in Beijing), which was co-organized by Prof. Dr. Friedrich Wallner and Prof. Dr. Gertrude Kubiena. On that occasion, I translated Prof. Wallner's paper "How to Research TCM" into Chinese, and interpreted his keynote speech based on this paper to Chinese experts. In his paper and speech, Constructive Realism, its ontology, methodology, and epistemology are clearly expounded. By the way, I presented two papers at the conference: "Who Translated *Huang Di Nei Jing*?" and "The Origin of *Qi, Yin-Yang* and *Wu Xing* as Chinese Medical Terms and Their Translation". The proceedings of the conference, was published with the title *Understanding Traditional Chinese Medicine*" by Peter Lang in 2009.

The cooperation started since then in 2007 – I have been a backbone member of two interdisciplinary research projects chaired by Prof. Friedrich Wallner: "Cultural Dependency of Medical Knowledge" and "Theory, Methodology and Structure of TCM".

2. What publications or ideas by Wallner or about the Construktive Realism have made the biggest impression on you? Why?

2.1 Publications by Prof. Wallner which have made the biggest impression on me

1) Wallner, F.G. & Schmidsberger, F. „How to Research TCM". In Wallner F.G., Kubiena G., Jandl M. J. (eds.) *Understanding Traditional Chinese Medicine*. Frankfurt am Main: Peter Lang, 2009.

2) Wallner, F. G. *What Practitioners of TCM Should Know*. Frankfurt am Main: Peter Lang, 2006.
3) Wallner, F. G. *How to Deal with Science If You Care for Other Cultures*. Wien: Wilhelm Braumüller Universitäts-Verlagsbuchhandlung, 1997.
4) Wallner, F.G. *Constructive realism: aspects of a new epistemological movement*(= *Philosophica* 11). Wien: Braumüller, 1994.

2.2 There are three main Ideas by Prof. Wallner or about the Constructive Realism which have made the biggest impression on me

1) Science depends on culture.
   There are different cultures in the world, such as Islamic, Indian, Chinese, and Western cultures. Hence different scientific approaches based on different cultures are possible and real to reveal the manifoldness of the world to the humankind. Science is not universal in this sense. Science has different structures related to different cultures.
   Thomas Kuhn,[1] Paul Feyerabend,[2] and Friedrich Wallner, are three guiders who have developed this idea of cultural dependency of science. Kuhn was an American while Feyerabend and Wallner are both Austrians. For Austrians intercultural research is common in their minds, maybe because its history has always been intercultural.
2) Three types of reality or three essential and fundamental dimensions of scientific work: "Wirklichkeit", "Realität", and "life world"[3].
   "Realität" and "Wirklichkeit" both mean "Reality" in English. Actually, they are very different from each other: "Wirklichkeit" refers to the being or the existence of the universe, or "Reality as Environment and Condition for Living";

---

1 Thomas Samuel Kuhn (1922–1996), one of the most influential philosophers of science of the twentieth century. See *The Structure of Scientific Revolutions, Chicago:* University Of Chicago Press, 1996.

2 Paul Feyerabend (1924–1994), a critic of Karl Popper's "critical rationalism" and one of the twentieth century's most famous philosophers of science. See *Against Method*, London: New Left Books,*1975*; and *Realism, Rationalism and Scientific Methods: Philosophical Papers*, Volume 1, Cambridge: Cambridge University Press, 1981.

3 Based on the differentiation of two types of reality – "Wirklichkeit" and "Realität", "Life world" is a joint development by Friedrich Wallner and Lan Fengli, which is inspired by "language game" proposed by Ludwig Wittgenstein (1889–1951).

"Realität" refers to "Constructed Reality" or "Microworld"; in between is the "Life World", the world we live in.

Actually what the notions "Wirklichkeit", "Life World", and "Realität" name are three different dimensions in science and life. "Realität" describes the scientific microworlds, the worlds that is constructed by selecting, excluding and reducing qualities of the object, a process that is guided by theory; "Wirklichkeit" describes the genuine world, the world that depicts the fundament for "Realität" and the basis for the selection, exclusion, and reduction; the "life world" describes the world the people live in, and people from different cultures have different life worlds. Both "Realität" and "Life World" take "Wirklichkeit" as the basis for their selection and reduction. The relationships among the three are different in different cultures.

For example, Western medicine is formed by a process of selecting, excluding, and reducing qualities of the object guided by Western thinking, the same as the way Western science is formed by; and both seek universality and objectivity. Western medicine can be considered as an artificial and constructed microworld that is based on selecting, excluding and reducing a world we name "Wirklichkeit". It is quite far away from the "life world" of the Western people. While Chinese medicine is formed by a process of selecting, excluding, and reducing qualities of the object guided by classical Chinese thinking, which focuses on constantly changing, flowing, emerging and disappearing phenomena or image. It can be considered as another artificial and constructed microworld that is based on selecting, excluding and reducing a world we name "Wirklichkeit". But Chinese medicine goes much closer to the "life world" of the Chinese people than Western medicine goes to the "life world" of the Western people. And all artificial and constructed microworlds make up the "Realität", the part all the human beings know by different approaches, the part which is still far smaller than the "Wirklichkeit".

Then it is not difficult to understand – There is manifoldness of perceiving the world, not just one way and not just one solution. There are several and different possibilities of referring to the world, different ways of selecting, excluding, and reducing the "Wirklichkeit" and/or the "life worlds".

3) Strangification, the Methodology of Constructive Realism:

Constructive Realism is an interdisciplinary, intercultural, and hermeneutical philosophy of science, for it offers a methodology, "strangification", which can make the implicit presuppositions of a scientific system explicit.

The presuppositions are so important and fundamental for a scientific system. And the presuppositions are usually hidden or unconscious. Then how to reveal hidden presuppositions of scientific proposition systems? The answer is

Strangification, which is an artificial word, a translation of the German word "Verfremdung".

How does the procedure of Strangification go? It follows a simple strategy: Take a proposition system or concept out of its original context and put it into another different context, then observe what happens with the proposition system. The more different this other context is, the better for the use of this methodology.

3. How do you apply the CR in your work?

Strangification is really pretty precious on the background of the current prevalence of "West-Centralism" or "Europe-Centralism" in the world, just as Prof. Vincent Shen comments:

> "Strangification is a miraculous cure to resolve human dilemmas and philosophical difficulties, and a driving force that suggests the willingness to go unceasingly out of oneself, to head for others and the society, for other disciplines, for other cultures, for the nature, for the ideals and the holiness. It implies the primary noble generous spirit that is willing to go out of oneself and perfect oneself by mutual enriching each other."[4]

I have widely used Strangification, the methodology of Constructive Realism, in different aspects of my research.

3.1 To reveal the cultural presuppositions of Chinese medicine

My research on "*Qu Xiang Bi Lei* 取象比类", the metaphorizing process and the way of forming metaphors in Chinese medicine, is the core and the meeting point of our cooperation, which integrates philosophy of science, philosophy of language, Chinese medicine, and Constructive Realism etc. altogether to show that Chinese medicine is a knowledge system by clarifying

1) its ontological claim: *Tian Ren He Yi*天人合一 or Unity of Heaven and Humankind;
2) its scientific peculiarity in respect to its methodology: *Qu Xiang Bi Lei* 取象比类 or Taking Image and Analogizing;
3) its empirical basis: the specific way to gain data; and
4) its structure: Linguistication by the way of Metaphorizing.

---

4 Shen Qingsong (known as Vincent Shen in the West). Shen Qingsong's Self Selections[M]. Jinan: Shandong Education Press, 2005: the Cover.

3.2 To understand Chinese culture by analyzing etymologies of Chinese characters

"Language is the outcome of culture. Language of a nation is the general reflection of the culture of the nation; but we can also say that language is a part of the culture, and that culture and language have developed together for thousands of years." (Claude Levi Strauss, translated from Chinese translation).

Chinese characters are the only logographic writing (as opposed to phonetic writing) which has been preserved for around 6,000 years. *The Origin of Chinese Characters* (*Shuo Wen Jie Zi,* 说文解字, 100–121 A.D) traces back to etymologies of sinograms and their original meanings through analyzing their structures, therefore, it is a vital book to probe into, study and understand Chinese culture.

A Chinese character is a unity of the shape and the meaning. The shape of a Chinese character is directly related to its meaning, and both integrate into a unity. The formation of a Chinese character, an organic whole of the shape and the meaning, is one-step made following the rule of the nature, reflecting the direct communication between and integration of the subject and the object. The formation also implies a vital thinking way of Chinese culture, i.e. *Xiang* 象 *or* Imaging thinking.

3.3 "*Qu Xiang Bi Lei* 取象比类", the metaphorizing process and the way of forming metaphors in Chinese medicine

Qu Xiang Bi Lei or Taking Image and Analogizing is the core methodology of Chinese medicine. Its procedure as recorded in *The Book of Changes* – "Observing Object – Taking Image – Comparing and Analogizing – Understanding Dao" runs through almost all the aspects of Chinese medicine from forming its fundamental concepts, elaborating its theories, to developing its clinical explorations, and thus embodying the three key processes/elements of classical Chinese metaphor studies, i.e.,"Imaging/Image – Analogizing/Analogy – Metaphorizing/Metaphor", finally forming metaphors in Chinese medicine, guiding clinical practice, and developing Chinese medicine in both theoretical and clinical explorations. Based on these three key processes/elements, we advance that *Qu Xiang Bi Lei* is the metaphorizing process and the way of forming metaphors in Chinese medicine. Thus, Chinese medicine is a linguistic knowledge system with metaphor as its deep structure, and that metaphor is the weaver of Chinese medicine.

4. What is/are, from your point of view, the most relevant contribution(s) of the CR?

If we investigate the original meaning of the word "science" – "knowledge of any kind", we will see the importance of contributions of Constructive Realism. The general title of a series edited by Prof. Wallner and published by Peter Lang – "Culture and Knowledge" really demonstrates the focus of Constructive Realism. In my opinion, the most relevant contributions of Constructive Realism are as follows: firstly to open the concept of science to different cultures; secondly to stop tendencies of reducing science to practical efforts; and thirdly to keep the claim of knowledge for science.

Zhang Lishan

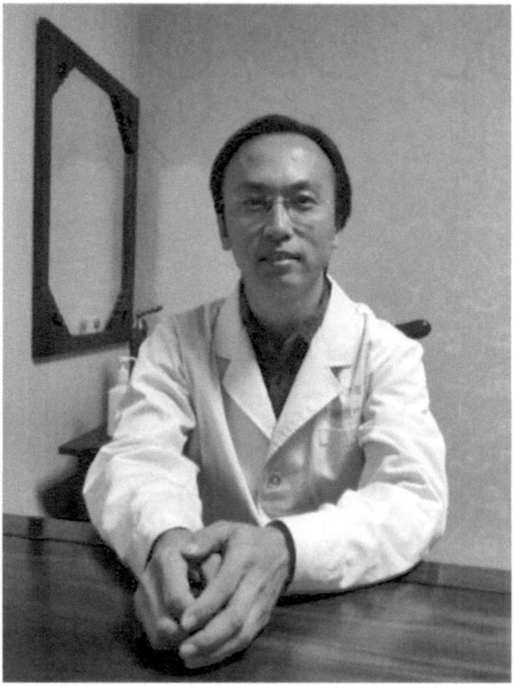

Dong Zhimen Hospital, Beijing University of Chinese Medicine

(Zhang Lishan)

Constructive Realism

I knew Prof. Friedrich Wallner in 2009, when I applied for a Post-Doc scholarship by Eurasia-Pacific Uninet. Dr. Brigitte Winklehner gave me the name list of Austrian professors whose research work is related to Chinese Medicine. I tried to send Email to each of them, and finally I choose Prof. Friedrich Wallner to be my cooperator. I knew he had researched into Chinese Medicine for years. Being a philosophy professor, he devoted himself to study Chinese Medicine from the methodology standpoint instead of animal experiments like others. I did not like animal experiments not only because of my interest but also because I did not think it could promote the development of Chinese Medicine. Prof. Friedrich Wallner had the similar opinion to me, and he gave me his main study achievements on Chinese Medicine, *Five lectures on the Foundations of TCM*, from the introduction I knew the innovative oncology and methodology: Constructive Realism. Because my major is medicine not philosophy, it was quite strange to me and difficult to understand, I turned to a friend of mine for help, who was a philosophy doctor and also studied in Vienna in 2010, lived in the same apartment just opposite to my room. He explained the philosophy concepts to me, and I began to know "life world", "scientific reality", "constructive realism" and so on. The idea of Wallner's the difference between "Given World", "Scientific Reality", "Micro-Worlds" and "Cultural Context" made a big impression on me. Just like Prof. Wallner has said "you can change nature in your mind or you can change nature in reality. Changing nature in the mind is the forerunner of changing nature in reality. In the case of medicine for example you will treat the body in totally different ways whether you apply Chinese medicine or European medicine. In both constructions you change nature because you do not handle the real body, you just handle the cultural determined image of the body." Before going to Vienna, I was usually puzzled by the question which is more scientific, Western medicine or Chinese Medicine? When I was a primary school or middle school student, like other students in China, I studied Western scientific knowledge and seldom contacted with traditional culture and science. The thought was deep-seated that Western medicine is much more objective and scientific, however, Chinese Medicine theory is so abstract and indistinct, the scientificity of TCM is inevitably being questioned. When I studied Chinese Medicine in college time I still doubted its theory of Yin Yang and five-elements. But after graduation and treating the patients under the guidance of Chinese Medicine theory, I gradually found the effectiveness and the rationality of TCM. How to evaluate these two medical approaches, Western medicine and Chinese Medicine, how to integrate these two medicines, and how to develop Chinese Medicine are often the questions faced with me. In China, the government encourages to do research on Chinese Medicine, investing huge sums on it, but most research work uses the Western scientific method, such as studying mechanism of a prescription, studying the active ingredient of one Chinese herb, etc. Several decades have passed, but the contribution of scientific research on TCM is unsatisfying. When I knew the Constructive Realism, reading the *Five lectures on the Foundations of TCM*, I began to know Western science is not the only one. Science is related to culture, and Western modern science and Chinese ancient science are also constructions which are different from the given world. And they gave different descriptions of the world because of their different way of thinking and culture. According to Prof. Wallner's view, we can make a contrast between the claims of European thinking and classical Chinese thinking from the following five aspects: a) Ontology: If you are familiar with Western philosophy, then you will know clearly that the ontology of Europe stresses unchangeable basis of the changing things. However, for Chinese people, they emphasize unstable, emerging and disappearing phenomena. b) Methodology: the way of Chinese thinking is to govern changes, Qu xiang Bi Lei. In Western medicine, the methodology is inducing and deducing. C) Way of thinking: People in the West are accustomed to linear reasoning. The characteristic of Chinese thinking, however, is circularity. d) Theoretical structure: In Western science we know rules and laws, Western people hold the view of separation of the theory and practice, theory leads practice. Chinese medicine works with pattern recognition and interpretation, unite the theory and practice closely. e) Experience: in the eyes of Western people, experience is a passive information reception. However for Chinese people, experience is a way of interaction, is the unification of subject and object. According to the above description, I knew Chinese Medicine is equal to Western Medicine, they are all constructions of human body. But they are quite different. For example, Chinese Medicine pays much attention to functionality and circularity, while Western Medicine lays stress on structure and linearity.

The theory of Constructive Realism enlightened me a lot in my clinical practice. I began to spend more time on the study of Chinese culture, such as Taoism, Confucianism and Buddhism, and began to study Chinese medicine in traditional way, especially use literature research. For example, in Tao Te Ching, a Chinese ancient classic, the first sentence is "The Tao that can be told is not the eternal

Tao. The name that can be named is not the eternal name." My understanding is the original Tao is there, the Tao can be told is our construction, not the original Tao, and this is very similar to Constructive Realism. I know there is no perfect theory about human body up to now, even in Chinese medicine, the theory of Yin Yang and five elements, six meridians, qi and blood etc, are different constructions, sometimes we treat the patient according to five elements theory, and some time we use six meridians theory to treat some other patients. For some diseases, Western medicine may be better, for example, pneumonia, we use antibiotics and usually get a good effect. However, for some chronic diseases, immunological diseases, Chinese Medicine has unique advantages.

In my opinion, the contribution of Constructive Realism is to makes us understand science has its cultural background, its description of the world is just construction of the real world instead of the given world, so for the medicine, neither Western Medicine nor Chinese Medicine handle the real body. They are all the cultural context construction of the body. Each of them has its strong points and weak aspects. How to integrate them perfectly, and create a new medicine to provide better service for patients is a huge task for medical workers, especially for Chinese Medicine doctors. According to the theory of Constructive Realism, the standard to judge the scientificity of a research or a treating method should not be the only Western criteria. Some people in China regard TCM as unscientific and demand the government to ban Chinese Medicine or reform TCM, that idea is quite terrible and ignorant. What went wrong is that in their mind Western science is the only science, they do not realize that Western science or Western medicine are also constructions, not the given world or the real body, and have limitations, too.

Xiaoting Liu & Xiuhua Zhang

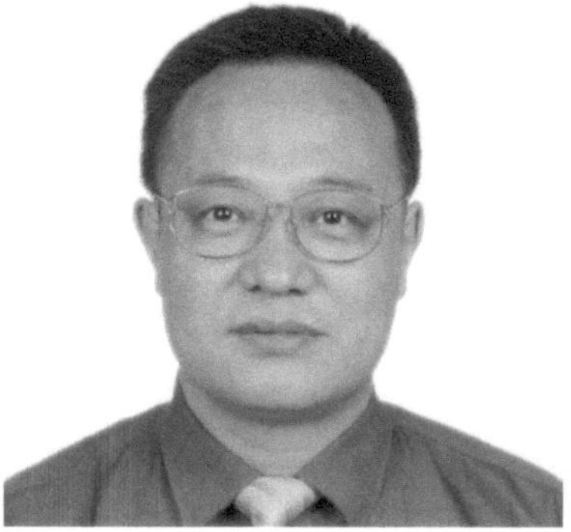

&

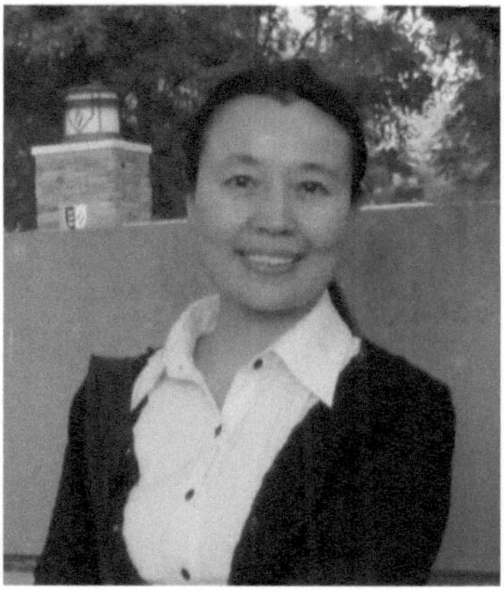

1. Dr. Xiaoting Liu is professor at College of Philosophy, Beijing Normal University / Center for Science and Humanity Studies, Beijing 100875, China.
His Email is liuxiaoting@bnu.edu.cn.

2. Dr. Xiuhua Zhang is a professor at School of Marxism, China University of Political Science and Law. She has been teaching western Marxism, and philosophy of praxis, western philosophy; moreover, she mainly researches philosophy of Marx, philosophy of praxis, philosophies of technology and engineering.
Her email is xiuhuaz@cupl.edu.cn.

Publications in the framework of CR

(Xiaoting Liu & Xiuhua Zhang

Xiaoting Liu. *Introduction to Epistemology of Individual.* Beijing: Chinese Economy Press, 1995.

Xiaoting Liu. *Theory of Nature History: Creed and Its Value of Nature History.* Jianghai Academic Journal, 2014(5): 5–11.

Xiuhua Zhang. *History and Praxis: Introduction to Existentialism of Engineering.* Beijing: Beijing Press, 2011.

(Xiaoting Liu & Xiuhua Zhang)

Constructive Realism and Philosophy of New Civilization

I. Introduction

During the seminar *Vienna School and contemporary Philosophy of science seminar*, hold in 1994 at Beijing Capital Xindadu Hotel, Prof. Fritz Wallner did an excellent report, and from then on, Constructive Realism of New Vienna School became familiar to Chinese scholars. More and more introductions and researches about prof. Fritz Wallner`s theory has emerged ever since. Constructive Realism theory began to propagate in China thanks to Xianghong Wu who is from China Mainland translated and published Prof. Wallner`s book *Constructive Realism* in 1996, and Taiwan had similar publishment latter translated by Ronglin Wang in 1997. As far as statistics are concerned, there are 1,832 essays we can find from China National Knowledge Infrastructure which must have been an impressive number even compared to any other places in the world.

In general, Realism or Non-Realism is referred to ontology of knowledge or theory, unfortunately Realism started to draw back in the 20th century. Constructive Realism carries forward the tradition of Philosophy of science of Vienna School, it amends defects of logical positivism which may be Anti – metaphysics for few discussions of reality by introducing and classifying two types of reality. Firstly, reality as environment and condition for living, i.e. Wirklichkeit secondly, constructed reality, i.e. Realität. Realitat is constructed reality for describing the microworld in a scientific field which was constructed by choosing or eliminating objects. In my opinion, it is heterogeneous from logical positivism by using phenomenological resources for basing on a basic hypothesis which believe that all objects are constructed and there are no given objects. From this way Constructive Realism can break the limitation of Realism which is descriptive and reflective. Environment describes a real world which as a basis of Realitat, choosing and reducing, it is a reality which service living environment and condition. Constructive Realism mainly discusses the former world which insists on viewing scientific activity as a process of constructing micro-world. Constructive Realism believes that the tasks of scientists not only construct actively but also expand their own micro-world for cooperation and communication with other scientists in different disciplines. Constructive Realism built a new frame of epistemology for communication among different disciplines and achieved lots of admiring contributions on problems of reality of Philosophy of science by revealing several key concepts, micro-world, realitat, environment, construct and expand, etc.

I happened to have met prof. Wallner during the *Vienna School and contemporary Philosophy of science seminar* in 1994, it is my pleasure to have a nice short communication and after that we took a photo to mark the occasion. I submitted an essay *step out the cage of scientism-thinking about solutions of historic circumstances of Philosophy of science* which published by *Studies In Dialectics Of Nature* NO. 1 (pages 63–68), 1995. The thesis argues that "Karl Popper impels Vienna School (representative of traditional Philosophy of science) which reject Philosophy of science of metaphysics to become a Philosophy of science which recognized science as its only object. In early formative period of Philosophy of science, belief of empiricism and logicism, admiring of language, autonomy of science were formed during that process. All of them guarded science, however, curbed their development on philosophy at the same time. Nowadays, on the one hand, we should introduce valuable ideas of Humanistic Philosophy into Philosophy of science, it leads reason of science to traditional life and can let us understand science at a background of comprehensive lives of human beings; on the other hand, back into the traditional Philosophy of science which influence and remould general philosophy by using science". Today, it has been twenty years ago, my thoughts are not as simple as before, but I do not change my standpoint on this question, I still dislike narrow sense of investigate of Philosophy of science and maintain that we should discuss the relationship between science and philosophy to rebuild the general philosophy.

My afore stated standpoints not only respond original Vienna School but also do the same thing to New Vienna School, of course, I believe we each other have a lot of coherence. As a result, when we got together again at Chung-yang university in Seoul in Nov. 2014, I was amazed by pretty similar ideas between us besides so much pleasure of reunion.

II. Constructive Realism and My Research

The constructive realism has three appealing points: the first one is the standpoint of constructive realism; the second one is the view of pluralistic reality; the third one is the principle of strangification.

1. The standpoint of constructive realism

I accepted the standpoint of constructionism quite early, for I have been keen on reading phenomenological books. In 1993, I completed the first draft of my booked named *Scientific Revolution and Natural Logic*, it said that, the so-called "natural logic" was constructed by science, especially by the scientific revolution. And demarcated by scientific revolutions, we constructed different types of "natural logic", for example, Newton's cosmology is different from Aristotle's, Einstein's cosmology is different from Newton's, etc. Although this book was not published for some reason, the thought was spread and strengthened. In 1994, I finished and published a book named *Introduction to Epistemology of Individual* (Beijing: Chinese Economy Press, 1995). This book developed the standpoint of psychologist—Piaget, and claimed that cognition is one kind of constructive activity. I also systematically observed the different traits and forms of individual cognition and constructive activity in different periods. In 2004, my doctoral dissertation, *Research on Future Philosophy*, totally adopted the constructionism standpoint, and it advocated thinking from the future and maintained the forward-thinking. Professor Zhang Xiuhua's doctoral dissertation, *Research on Engineering Existentialism* (2006), emphasized engineering's constructive and creative features. Recent years, I used the constructive view for study and education, especially the research on children's thinking and humans becoming individuals.

2. The View of Pluralistic Reality

Realism and non-realism are two different standpoints to face the world. According to Engels's view, the relation of human's thought and external world is the fundamental question of philosophy. Since it is the fundamental question, it cannot be solved once for all, so until now, no one standpoint has the overwhelming superiority. But, the philosophy in 20th century puts more focus on "logical analysis" based on identity and reductionism, so the standpoint of non-realism is more popular. In the past, people always tend to choose either realism or non-realism, and in fact, no matter which one we choose, pluralism maybe more proper. Moreover, even though the realism, it also has different kinds and degree of strength. In this respect, constructive realism adopted the way of dual-realism. The so-called "dual-realism" maintains two different internal and external "realities". The internal reality is a "constructed reality", and it is constructed by this way: adding up different cognitive activities constructed by theories, discipline, languages, and then we can get a "constructed reality" which is the result of combination of many "micro-worlds". In other words, according to different research approaches, including our respective languages, each of us constructed many “micro-worlds”. The “dual-realism” assumes that “micro-worlds” has a total amount, and their combination is the “constructed reality”. On this issue, constructive realism insists the standpoint of logical atomism. But the total amount is not equal to the realities themselves, and it is only “our” reality. So, constructive realism assumes that nature is the reality, and when facing the nature, everyone constructs many “micro-worlds”, and these “micro-worlds” constitute constructive reality. Constructive realism is keen on the “constructed reality”, and ignores the external “reality itself”. Apparently, it has Kant’s style. Moreover, constructive realism holds that there is a gap between the realitat and the environment, and this gap can never disappear or be bridged, so it has no way to resolve the problem of “reality”. Hence, in terms of the reality of external world, constructive realism is still metaphysical.

In the past, the monistic identity program caused lots of meaningless arguments, and pluralism lack legitimacy in the established logic or it is seen as defective. Recently, by introducing the norm of natural history, I want to make it clear that pluralism has been natural, and it does not need the argument just like monism. This is because the natural history admits the diversity of things and the unity of everything at the level of the fundamental ontology, and admits multiplex symbiosis. In the symbiotic circle, all things have right to exist. This right is inborn, and it is not given by any other things. Therefore, the so-called constructed reality and the “real” reality has its own basis and form, and there is no need to make the basis and forms as one. One ancient and ideal model of multi existence is the Chinese patterns of Yin and Yang, Yin and Yang are in the composition of each other and interact with each other, which forms a meaningful circle. Of course, it also adapts to the understanding of constructive realism.

Besides, it is obvious that constructionism cannot always be realistic necessarily or guarantee it is realistic. A well-known scholar Van Fraassen put forward constructive empiricism in his *The Scientific Image*, which is anti-realism. But confined by the literature reading, we have not seen the response of constructive realism. In fact, according the phenomenological principle, if we reveal the relation of this two realities from cognitive perspective, then we can achieve a qualitative identity by using the functionalism strangification, and then we can further make more detailed instructions, for we cannot make rational explanations for all things at the level of ontology, just like that Euclid’s axioms cannot prove mutually. Their validity is to make functional retrodict by using their impenetrability and the integrality of consequent theory itself. Unfortunately, the thought of constructive realism is kind of rough, and there is no more positive and detailed research on it, so we have to say that it is really a kind of pity on the possibility of logic.

3. The Strategy of Strangification

As a kind of Western intellectual tradition, the so-called constructive realism, is actually consciousness centralized or theory centralized. This kind of thinking will inevitably face problems of how to access the lifeworld and the world of others. In this regard, Prof. Wallner proposed the famous strategy of Strangification. Influenced by hermeneutics, this idea refers to a specific text, concept or scientific system, drawn from its original context and put it into a different context to consider. And the greater the differences between those two contexts, the strategy works better. This idea is remarkably similar to traditional Chinese thoughts of mirroring each other.

The reason of proposing the strategy of strangification is that since science is established on the basis of certain presuppositions, when we pull certain point of view of a science system away from its original context and place it into a completely different one, it may be ridiculous and doesn't make any sense. For it lacks of presuppositions to ensure the information authentic, while that new context does not that presuppositions. This absurd situation is exactly what we must focus on, because we have gotten to know the essential conditions for a true and none ridiculous presupposition. Prof. Wallner even advocated bidirectional strangifications between different knowledge systems to check the deviation of each other. Thus it can be seen that, by horizontal strangifications between different intellectual systems, constructive realism not only pointed out the relativity of scientific truth, but also retrodicted the importance of presuppositions or environment. Thus, this strategy is not only holding an inter-cultural ethical value, but also has a meaning of ontology, so it is very profound. In this regard, Prof. Vincent Shen says that "strangification is a panacea to solve human problems and philosophy dilemmas, is the impetus of constantly out of the self, to others, to society, to other disciplines and cultures, to nature, to the ideal and divine, which contains the original generous to out of the self, and perfect oneself by enriching each other's mutually."(Vincent Shen. *Vincent Shen's Self-Selected Works*. Jinan: Shandong Education Press, 2004.)

As an inter-cultural ethic, the strategy of strangification works similar to the Constructive Principle that I proposed. As opposed to destructivity or negativity, constructivity is a kind of criterion and norms that based on acceptation and recognition of existing things and status, aiming to facilitate things' perfection and systematic promotion in a non-intense negative way. On the view of methodology, constructivity advocates encompassing, respecting each other, admire even prize so that one can find beauty of themselves from each anothers and fulfill themselves by communicating with others. In Leibniz's words, "to illuminate a lamp with another one" (*Novissima Sincia*. Zhengzhou: Elephants Press, 2005). In his later years, the Chinese scholar Mr. Fei Xiaotong advocated a mutual appreciation principle, that says "Appreciate differences and bloom in the world of diversity, share it to harmonize the world", expressed a mutually appreciate pattern and state. That is the systematic expression of the constructive method.

To make the Strategy of strangification practical, Prof. Wallner was also devoted to issues between Chinese traditional medicine (TCM) and Western medicine. He believed that in view of the different methods of constructing their own microcosm between TCM and Western medicine, TCM is a scientific system with a unique methodology of researching which is totally different and incompatible with western medicine. Compared with the "scientific" Western medicine, TCM is much closer to the Humanity Studies, thus it also has its rights to advocate the truth. Prof. Wallner pointed out several common mistakes in TCM studies, such as: ① to try to find the similarities between TCM and Western medicine; ② to analyze the TCM with modern science and technology, trying to give propositions of TCM a scientific rationality explanation; ③ to pull TCM away from its original context of theory and practice; ④ to translate TCM theory with concepts and terms of Western science. In his view, those practices shows people a modified and westernized TCM, not the TCM itself. This opinion means the same as an Chinese academic thought of "reversed Geyi (categorizing concepts)". To this end, Prof. Wallner proposed that: ① to replace the horizon of Western medicine theories with the view of universal relations of TCM; ② we should focus on the differences rather than the similarities between Western and Chinese medicine; ③ to inquire for the actual effects rather than just satisfied with theory debates; ④ trying to become a standard observer and be able to think. Prof. Wallner's position on TCM has universal values, for it is facing all power discourses. About the same time, many scholars also have expounded similar viewpoints from their respective positions, such as the Reid (瑞德)'s "differences among the similarities", François Jullien's "Detour and access", etc., confirmed the universality of Constructive Realism from one side.

III. Constructive Realism and the Philosophy of New Civilization

Constructive Realism is raised based on the development of philosophy of science, but I believe that Constructive Realism, on the basis of itself, is an investigation of philosophy of a new civilization. The philosophy since the 20th century progressively has regarded ethics or political philosophy as the first philosophy, that is to say, philosophy itself has some value or ethical attribute, which reflects the nature of the culture in the contemporary era. Therefore, if it is based on such a study, Constructive Realism is not just an epistemological or ontological exploration, but it also has an ethical implication. This ethics is the new principle which civilization is seeking for in its transition. Perhaps this is its greatest contribution.

That Construction Realism was able to arouse people's attention is mainly due to its "interdisciplinary" and "intercultural" vision. Different from the old Vienna Circle, a motive for Professor Wallner to found Constructive Realism is that he wanted to integrate, from the perspective of philosophy, the "many" faces of science and culture in real society and intellectual history; thus the results of interdisciplinary research are elevated to more unified conclusions. In my words, this is the "optimization of a common world". Constructive Realism draws the anti-metaphysical stance from the old Vienna Circle and the constructive route from phenomenology and Wittgenstein in the past philosophical tradition. Wallner believes that a fundamental mistake that traditional philosophy of science committed is that the "legitimacy" was raised to the no higher position. "Legitimacy" or "legitimazation" is a basic problem which has not been solved by epistemology since the time of Bacon and Descartes. What it answers is that: Why human beings can get a correct understanding, or how human understanding can accord to "natural law"? Professor Wallner believes that the solution lies in abandoning the idea that knowledge can depict the nature, and it is consistent with Richard Rorty's Mirror of Nature, because actually the legitimacy is based on the concept of descriptive truth, which is an empty metaphysics without survey. Consequently, the criticism of Metaphysics from the Vienna Circle in the early 20th century is undoubtedly correct, but it is not very thorough and also retains the default of descriptive truth, especially assuming that the reliability (legitimacy) of experience. This is an unnecessary loophole. If the Vienna Circle's position is thoroughly implemented, we must move towards constructivism that we have to recognize that all human knowledge is just constructed in the mind by the subject according to various materials and actuality is just constructive reality, which is the name of Constructive Realism derived from (Wallner, F., *Constructive Realism*, Wien, 1994, pp. 52–59.). However, just insisting on that human knowledge is constructed is no doubt similar to cutting tails to survive. Therefore, how it can ensure the effective contact of the idea in the mind with the outside world without relapsing into Kant's "depletion" and Wittgenstein's "unspeakable"? It is Professor Wallner's aim to distinguish the environmental circle and the real circle. Environmental circle is unlike Kant's "thing in itself", which is just the thing "outside me" operated by human activities. At the same time, although humans can not really understand the environmental circle, they can grab some "catchable" respects and construct them in their own understanding to form a "micro-world." In fact, we have already "caught", and the sum of the microworlds is the actual circle (the reality) of human understanding. Accordingly, we can find that Professor Wallner gets out of the plight of cognitivism through the distinction between "operational validity" and "constructive intelligibility". Therefore, operability becomes a symbol of understanding, and understanding means that can be operated. Even in the face of the context outside science, for knowledge interpretation based on understanding is more important than operation, because humanities should not simply approach to natural science in the way of functionalism and to pursue the effectiveness of operation, which is a crossroads. In order to effectively achieve the "interpretation", Professor Wallner introduced the concept of "Verfremdung" to represent a process that a text is drawn from the original context and put into a new context. When the concept of "Verfremdung" is used in inter-discipline, scientists are asked to use language of other disciplines to express ideas within their own disciplines, so that the language of their own disciplines can be reflected and a new understanding can be achieved. As a result, this "detour and enter" process of putting oneself in others' shoes is usually neglected in the interdisciplinary (multidisciplinary) co-operation. And on intercultural issues, Verfremdung requires the maintenance of cultural diversity, otherwise the possibility of Verfremdung is lost and the possibility of understanding is lost either. In scientific exchanges, the idea of Constructive Realism has a special significance for the West, because the original context of science is the Western culture, and when it is "input" to non-Western culture, it actually is the process of alienating science. And now it is found that this process is not to destroy science but rather to promote a real understanding of human science by showing its diversity, because the so-called science is originally endemic narrative, and its so-called universality is entirely an illusion in the globalization.

The one that is similar to this position is constructive postmodernism which sprung up in the greater Los Angeles area of American west coast. This trend surpasses the radical negation of postmodernism, adopts a constructive and inclusive post-modernism, and advocates pluralistic coexistence, mutual understanding and appreciation, and from the civilized dialogue to the conversational civilization. Therefore, the trend provides a theoretical support to cultural pluralism and ecological worldview. The leaders of constructive postmodernism are John Cobb, David Griffin, Philip Clayton, etc. who are my friends, and they are full of feelings like Professor Wallner.

Construction Realism is born in season. There are three things which verify its rationality sideways. The first one is that human discover the autonomy of technology, just as Heidegger says, "Human process the world in various ways of making and shaping through this kind of techniques, thus they establish themselves in the world. "(*Oriented thinking*, Beijing: The Commercial Press, 1999, p. 56). The other one is the emergence of the network. The technology of network shows a virtual world. In the past, most people consider virtual world is virtual, but now they more and more find the "reality" of virtual world. Among them, there are not only the aspects that the virtual world participates real events, and also the process that virtual world contends for and replaces real space. This virtual world is beyond the scope of Popper's "World III", thus it is named the "World IV" by many people. The existence of this world is unexpected even by constructive realists, which should and must become a new real motivity to the development of Constructive Realism. In addition, the recent development of philosophy of scientific practices is also a support to Constructive Realism. Philosophy of scientific practices reveals how scientists "create" knowledge, that is, construct their "micro-world". They found that in fact many so-called "scientific conclusions" do not have many advantages of data or experiment, but are more the results of collective choice or authoritative decision.

The appearance of Constructive Realism reflects sideways how an academic school adheres to tradition and starts innovative issues. Without the old Vienna Circle, the new Vienna Circle is impossible; and without the examination and reflection of the reality, the Vienna Circle is impossible to update. All the above have shown the vitality of Constructive Realism and the possibility of the multiway development.

Certainly, facing the infinite rich world, the current Constructive Realism is still thin. It is necessary to constantly reveal new meanings in the clarification and demonstration of the basic theory, which must motivate each other with multifaceted dialogues of culture.

References

Fritz Wallner. *Introduction to Constructive Realism*. Translated by Ronglin Wang, Chaoqun Wang; Examined and Revised by Vincent Shen, Taibei: Wunan Book publishing company limited, 1997.

Fritz Wallner. *Konstructive Realismus*. Translated and Edited by Xianghong Wu, Examined by Dachun Liu, Nanchang: Jiangxi Colleges and Universities Press, 1996.

Xiaoting Liu. *Introduction to Epistemology of Individual*. Beijing: Chinese Economy Press, 1995.

Vincent Shen. *Vincent Shen's Self-Selected Works*. Jinan: Shandong Education Press, 2004.

Xiuhua Zhang. *History and Praxis: Introduction to Existentialism of Engineering*. Beijing: Beijing Press, 2011.

Leibniz. *Novissima Sincia*. Zhengzhou: Elephants Press, 2005.

François Jullien. *Detour and Access*. Beijing: Joint Publishing, 2003.

Xiaoting Liu. *Theory of Nature History: Creed and Its Value of Nature History*. Jianghai Academic Journal, 2014 (5): 5–11.

Koji Nakatogawa

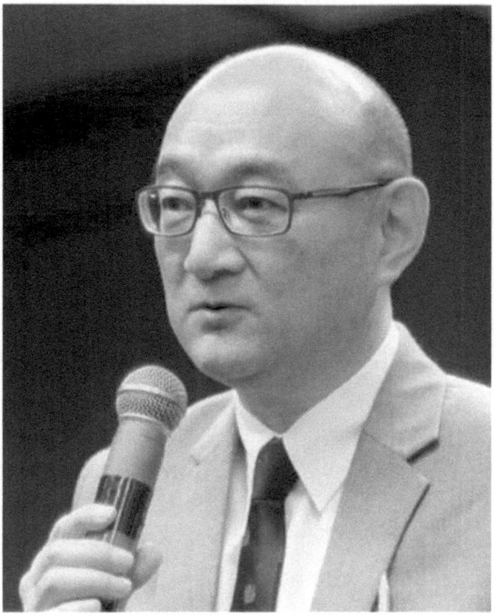

I wrote MA thesis in Mathematics at UC Berkeley in 1978. I was a member of the Group in Logic and Methodology of Science in the mid 70's. In 1978, I received Ph.D in philosphy at Tsukuba University in Japan. Since 1992, I have been teaching logic and philosophy at Hokkaido University in Japan.

Homepage: http://www.let.hokudai.ac.jp/en/staff/1-1-02/
Email: koji@nakatogawa.jp

Works in the framework of CR

(Koji Nakatogawa)

Speeches:

With Hajime Tanaka, and Hiroyuki Nagata: "A proposition called T0906 and Goedel's incompleteness theorems" *14th Congress of Logic, Methodology and Philosophy of Science*, July 19–25. 2011, Nancy University, France.

"Is the name of a disease in Traditional Chinese Medicine an arrow? Analyzing the 'reasoning' in a non-Western 'Science'" Workshop: *What can Category Theory do to Philosophy?* University of Kent at Canterbury, UK, 11 July 2013. http://www.kent.ac.uk/secl/philosophy/jw/reasoning/2013/category/.

"Restructuring Western Science: Buddhism and Constructive Realism" Conference: *Buddhism - Science and Medicine: Interpretations, Applications and Misuse*, 29 May – 1 June, Vienna.

"Zheng (証) and Qu Xian (取象) , Pre-sheaf (層) and Mannigfaltigkeit (Manifold, 多様体) : Remarks to the Research on Chinese Medicine" Congress: *The Concepts of Health and Disease: From the Viewpoint of four Cultures*, 30 May – 2 June 2013, Vienna.

Publications:

Abstract of a lecture at 14th Congress of Logic, Methodology and Philosophy of Science at Nancy University in 2011. http://www.academia.edu/1099064/A_Proposition_called_T0906_and_G%C3%B6dels_Incompleteness_Theorems.

Paper:

Hiroyasu Nagata, Koji Nakatogawa and Hajime Tanaka: "Proposition 0906 and Incompleteness Theorems" in Wallner, Friedrich G. / Lan, Fengli / Schulz, Andreas (Hrsg.): *Aspekte des Konstruktiven Realismus*. Peter Lang Publishing Co., Wien, 2012.

(Koji Nakatogawa)

Constructive Realism

1. How did you learn to know Friedrich Wallner and the Constructive Realism?

Prof. Fritz Wallner visited Hokkaido University (Sapporo Japan) twice. The first visit was sometime in early 1990's to deliver a lecture on Constructive Realism, and the second visit was approximately ten years later. Between these periods, I visited Vienna to meet him a couple of times. On the occasion of his first retirement, I gave a talk on substructural logics to try to construct (not successfully) their interpretations by applying the notion of micro world. I have now come to regard the classical logic (including our reasoning and activities carry out according to the laws of classical logic) to form a micro world, just as classical mechanics and elementary geometry provides, respectively, an example of a micro world. Substructural logics would correspond to sub-micro worlds within the micro world of classical logic. During the past three years, I attended the conferences organized by Prof. Wallner, where researchers, specializing in various fields, came from all over the world to deliver lectures and to exchange discussions on issues related to Constructive Realism.

2. What publications or ideas by Wallner or about the Construktive Realism have make the biggest impression on you?

I was impressed by two books by Prof. Wallner and two articles by others.

Achat Vorlesungen [1] was a good introduction for me to lean what is constructive realism.

Five Lectures on the Foundations of Chinese Medicine [2] convinced me that Traditional Chinese Medicine has its own theoretical foundations.

{If classical logic is to ancient Chinese Logic as Western Medicine is to Traditional Chinese Medicine, then, set theory is to Western Medicine as category theory is to Traditional Chinese Medicine. Hence, I tried to apply (higher-order) category theory to clarify the methodological foundation of Koho-ha theory of Zheng (証). Koho-ha is a school of Kampo Medicine. The school started in the late 17th century in Japan, still taught in (Western style) Japanese medical schools, and practiced today. It has been emphasizing the importance of the original Chinese texts of Shanghan Lun, written in 2nd or 3rd century AD. }

I obtained working knowledge of the central notions of Constructive Realism such as micro-world, strangification and Wirklichkeit by reading relatively short articles [3], [4], [5].

The references which I found useful to lean Constructive Realism are listed in the following reference section.

References

There are two books which inspired me most among the literatures on Constructive Realism.

[1]
Author: Friedrich G Wallner
Acht Vorlesungen über den Konstruktiven Realismus. Cognitive Science 1, Editor Fritz Wallner, Co-Editor Markus Peschl. WUV – Universitaetsverlag, Wien, Austria, 1990.
I read *Acht Vorlesungen* together with its Japanese translation by Prof. Dr. Tsugio Mimuro. Its first part was published in 2001 and the second part 2002 from the Seijyo University in Tokyo. (成城法学教養論集 (成城大学法学会)
Japanese Translation by Prof. Dr. Mimuro Tsugio, Seijyo University.
Acht Vorlesungen ueber den Konstruktiven Realismus (I), in: *Liberal arts review* (15), 31–83, 2000–05–00 (http://www.seijo-law.jp/pdf/LAR-015-IDX.pdf) and *Acht Vorlesungen ueber den Konstruktiven Realismus* (II), in: *Liberal arts review* (16), 45–85, 2001–05–00 (http://www.seijo-law.jp/pdf/LAR-016-IDX.pdf). Published by the Seijyo University Law Association

[2]
Author: Friedrich G Wallner
Five Lectures on the Foundations of Chinese Medicine
Series: Culture and Knowledge – Volume 9
Peter Lang Publishing Group, Frankfurt am Main, Berlin, Bern,
Bruxelles, New York, Oxford, Wien, 2009.
Excellent expositions of Constructive Realism are now available on the internet

[3]
Fritz Wallner: A *New Vision of Science*, presented at the 20th World Congress of Philosophy, held in Boston, Massachusetts, U.S.A., August 10–16, 1998. (http://www.bu.edu/wcp/Papers/Scie/ScieWall.htm#top)

[4]
Kurt Greiner: "The Epistemological Method of Strangificationcin Constructive Realism: Two Examples of Application", presented at International Conference, Research Methodologies: Science, Engineering and Technology, 2006.

[5]
The following article applys strangificaion to the contexts of different cultures.
Thomas Slunecko and Aglaja Prozyborski
"Kulturdialog als Mediendialog", Journal fuer Psychologie, Jg.17(2009)
http://www.journal-fuer-psychologie.de/index.php/jfp/article/view/158/158
{When I was under the influence of [5], I often imagined that the necessity of laws of a non-standard logic could be explained in such a way that the habitants in a micro world, which is a 'model' of a system of substructural logic, could think and reason only according with the laws of the non-standard logic.}

3. How do you apply the CR in your work?

I apply the CR to develop further the philosophy of science in the tradition of Vienna Circle.

In particular, I am interested in applying such notions as micro world and strangification to Tarski's scientific semantics and to the model theory of Tarski-Vaught. Both are descendants of Vienna Circle. Advantage on one side would help the other side to overcome one's own defects.

(1) Philosophical analysis of historical development from the view of nature in the tradition of Aristotle-Ptolemy (Ptolemaios) to the Newtonian view of nature provides an area to which CR, armed with micro worlds and strangification, is successfully applied. Various patterns of trajectory, Galileo's circular inertia, impetus, Kepler's supernova observed in 1604, the collapse of the celestial sphere, Kepler's law, to mention a few, all these are to be analyzed from the view point of CR with strangification.
Typical examples of strangificaion are: There is no strong wind blowing continuously from a fixed direction, therefore the earth is not moving. This was the way how Ptolemy came to assume that the earth is not moving. (The assumption of the stillness of the earth did stand to reason until the discovery of the law of inertia by Descartes and Galileo.) According to the observational data of Tycho Brahe, the obit of Mars was found not to be circular but it takes the form of an ellipse.

Analyses of these examples would show that the process of strangification is not a single step, but rather it occurs locally and in multiplicative ways. The process continues until the construction of a new micro world terminates.

(2) Prof. Wallner characterizes a micro world as a system of propositions. Classical Mechanics regarded as a micro world is then characterized as a system of propositions. 'Propositions' here are to be understood as ordinarily propositions used by working physicists, and it is not appropriate to use the propositions of formal language. It is one of the advantages of F. Wallner's micro world not necessarily to rely on formal language. This advantage becomes clearer when one compares micro world with early attempts of methodology of science in Vienna Circle, such as an attempt made by R. Carnap in his *Der logische Aufbau der Welt* (1928).

Rigidity and rigorousness of the syntax of a formal language was later overcome by methodology of science based on 'Scientific Semantics', which was introduced by A. Tarski in 1930's when he defined the notion of Truth for a formal language. Tarski's scientific semantics and the methodology of science did not make much progress until 1950's when the notion of 'satisfiability' was defined within the formal system ZF (or rather BG) of set theory. After these ground work of semantics, a formal theory in the sense of Tarski's semantics is nothing but a set which working mathematicians deal with in their everyday research activity. A formal language is embedded in its meta-language, and that the meta-language is the language used in everyday research activities.

Classical mechanics (with only a finite number of mass points) is axiomatized by Ernst Adams in his Ph.D. thesis in the 1950's, written under the supervision of Patric Suppes, who contributed in theory of measurement in psychology, and who collaborated with A. Tarski. Euclidian Geometry was formalized by a first-order language having a single ternary relation B(x, y, z) to mean that the point x lies between the two points y and z on the line determined by y and z. These later developments have helped the notion of 'models' of classical mechanics and Euclidian geometry precise within Tarski-Vaught semantics, which is totally carried out within a meta-language.

Applying Wallners's notion of micro world (characterized as a system of propositions in a meta-language of working scientists) to the 'models' of Tarski-Vaught's semantics, one obtains the clues of how to distinguish writing and stating propositions of a micro world and using and living in a micro world. The meta-language used to explain a 'model' (in the sense of Tarski-Vaught semantics) of classical mechanics is the ordinary natural and unformalized language used by a working physicist who spends her day-to-day life while speaking and acting in that language.

(3) Approaching micro world from a linguistic view point, one finds it quite natural to try to put restrictions on the number of words used in a 'micro world' to only ten words, namely to restrict the vocabulary to ONE, TWO, THREE, …, and NINE, TEN, to count how many times one breathes during the meditation. (see below)
On the other hand, struggling to work with micro world and strangification, one feels inclined to apply them to religions. Such an idea would never occur if one considers methodology of science only in term of Tarski-Vaugt semantics.

(4) The following is merely an attempt to apply micro worlds and strangification to meditation.
It will be worth challenging to apply micro world to the earlier and introductory stage of meditation technics, and to try to analyze what is happening during the meditation by applying the notion of micro world. At the introductory stage of meditation, a beginner is often given an instruction to speak tacitly in one's mind the numerical expressions (up to ten, then repeat again and again) to count one's own exhaling acts. If one obtains the real concentration in meditation at such a beginning stage, there comes a moment (describing in retrospect) when one cease to be conscious about one's own act of repeating exhaling while continuing with these numerical expression. At such a moment, body movement of exhaling and use of counting expressions (tacitly pronounced linguistic numerical phrases) become undistinguishable, or becomes united to form ONE. Or putting differently, the numerical expressions cease to designate the body movement of exhaling. Designation relation between words and acts disappear. I would rather say that designation becomes transparent. As soon as the semantic relation of designation becomes transparent, semantics vanishes and one directly faces with Wirklichkeit. Transparent micro world is void, so it cannot be seen. It is, in a sense, nothing. In any event, the micro world of meditation is void, or empty, as one cannot see it during the deep level of concentration.
What is described above is an attempt to explain meditation (at its beginning stage) as a linguistically (semantically) reconstructed micro world.
Monks visit a Zen temple to meditate in Mahāyāna tradition, and Zen preachers visit a monastery to meditate according to Christian tradition. They come back home with deeper attainment of mutual understanding, and their religious worlds would be even more peaceful after experiencing such a process of strangification.

4. What is/are, from your point of view, the most relevant contribution(s) of the CR?

CR is the legitimate and authentic succession of Vienna Circle philosophy, and CR points out the directions toward which philosophy of science should be developed.

The most relevant contribution of Constructive Realism is the notion of Strangification, introduced by Prof. F. Wallner. Strangification has made what is incommensurable commensurable.

Strangification increases and encourages mutual understanding and mutual enrichment among different cultures and religions.

Hugo Ochoa

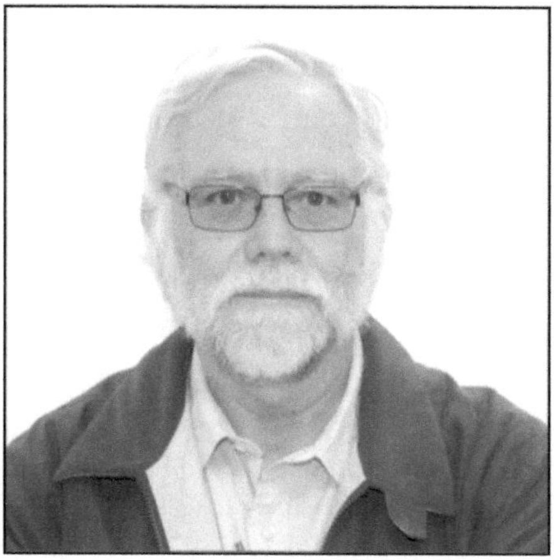

Hugo Renato Ochoa Disselkoen

Vor und nach der Promotion 1980 in Philosophie (mit Summa cum laude) an der Universität Navarra (Spanien) übte Ochoa in Chile seine Lehrtätigkeit als Wissenschaftlicher Assistent und als nebenamtlicher Professor an der Katholischen Universität Chile und an der Katholischen Universität zu Valparaíso aus, bis er 1987 zum ordentlichen Professor am Philosophischen Institut der Katholischen Universität zu Valparaíso berufen wurde. Dort war er zudem 2003–2005 Leiter des Philosophischen Instituts und 2008–2009 Dekan der Fakultät für Philosophie und Erziehungswissenschaften. Außerdem begleitete er 2012–2013 das Amt des Präsidenten der Chilenische Gesellschaft für Philosophie.

www.filosofia.ucv.cl/rochoa.htm
rochoa@ucv.cl

Arbeiten mit Bezug zum Konstruktiven Realismus

(Hugo Ochoa)

Vorträge und Kongresse

1992 Kongress *Reflexión de la Ciencia sobre sí misma. Contribuciones del Realismo Constructivo a la Educación Científica*, Beitrag: "Interdisciplinariedad y realismo constructivo"

	Kongress *Wissenschaft und Alltag, Institut für Wissenschaftsforschung und Wissenschaftstheorie* Universität Wien, Beitrag: „Übersetzung als Verfremdung“
1994	*International Conference of the Vienna Circle and Contemporary Science and Philosophy: in Memory of Tsha Hung*, Beijing, China *China Association of Science and Tecnology, Chinese Academy of Social Sciences, Peking University and Wuhan University*, Beitrag: “Three forms of Interdisciplinarity” Kongress *Konstruktiver Realismus in Zwölftonspiel*, am Institut für Wissenschaftsforschung und Wissenschaftstheorie der Universität Wien, Beitrag: „Die spanische Einführung der *Acht Vorlesungen über den Konstruktiven Realismus*“
1998	*1er. Congreso Sudamericano de Filosofía*, Universidad Católica de Valparaíso, Beitrag: “Perspectivas de la Crítica” *Konstruktivismen, Institut für Wissenschaftstheorie und Wissenschaftsforschung* Universität Wien, Beitrag: „Verfremdung als verwirklichte Interdisziplinarität“
1999	*2° Congreso Sudamericano de Filosofía*, Pontificia Universidad Católica de Sao Paolo, Beitrag: “El destino de la Crítica”
2000	*III Kongress Chilenische-Deutsche Gesellschaft*, GustavSiewerthAkademie, Weilheim-Bierbronnen, Beitrag: „Kultur und Marginalität“
2001	Kongress *Konstruktion und Umwelt*, Universitä Wien, Beitrag “*Umwelt und Konstruktion*”
2002	*Popper: a 100 años de su nacimiento*, Instituto de Filosofía, Universidad Católica de Valparaíso, Beitrag: “El darwinismo en Popper”
2007	Kongress *Globalization and Integrative Medizin*, Universität Wien, Beitrag „Mapuche medicine“

Publikationen (Hugo Ochoa)

"Constructivism and Tolerance", in *Philosophica* 13. Wien: Braumüller, 1997. 155–166.

"Perspectivas de la Crítica", in *Cuadernos de Filosofía* 16, 1998, Universidad de Concepción. 35–54.

"El Destino de la Crítica", in *Hypnos* 5, 1999, Pontificia Universidad Católica de Sao Paolo. 28–39.

„Verfremdung als verwirklichte Interdisziplinarietät", in *Philosophica* 19. Wien: Braumüller, 2001. 147–160.

"Modernidad o Posmodernidad" in *Universitas Philosophica* 38, 2002, Bogotá. 331–343.

"Cultura y marginalidad", in Herrera, María Fernanda; Brickle, Patricio, Lambert, César (eds.) *Dialogo Intercultural, Primer encuentro académico Chile-Bulgaria.*, Sofía: New Bulgarian University - Universidad Católica del Maule, 2006. Zweisprachige Ausgabe Bulgarisch-Spanisch; Spanisch: S. 161–169; Bulgarisch. 171–180.

"Democracia y marginalidad", in Social and Political Philosophy", in Mcbride, William L. (Ed.), *The Proceedings of the Twenty-first World Congress of Philosophy*, Volume 2. Ankara: Philosophical Society of Turkey, 2006. 193–198.

Übersetzungen

Wallner, Fritz, *Ochoa lecciones sobre el Realismo Constructivo.* Übersetzung Hugo Ochoa, Ediciones Universitarias, Universidad Católica de Valparaíso, Valparaíso, 1994.

(Hugo Ochoa)

Konstruktiver Realismus. Eine integrale und integrative Hypothese

Im Jahr 1991 hat das Institut für Philosophie der Pontificia Universidad Católica de Valparaíso, Chile, das ich damals geleitet habe, durch Vermittlung von Professor Dr. Heinrich Beck der Universität Bamberg Prof. Fritz Wallner eingeladen, um vom 4. bis 10. Juni ein Seminar zu halten, dem er den Titel gab: "The turn in scientific work and self understanding. The contribution of Constructive Realism and Cognitive Science". Seit damals und bis heute haben Prof. Wallner und das Institut für Wissenschaftsforschung und Wissenschaftstheorie der Universität Wien akademische Kooperationsbeziehungen zu unserem Institut aufrecht erhalten. Gemeinsam haben wir mindestens 5 Kongresse in Chile veranstaltet, an denen Professoren verschiedener Universitäten teilgenommen haben: Marcelo Arnold, Anthropologe der Universidad de Chile; Ricardo Rosas, Psychologe, Pontificia Universidad Católica de Chile; Humberto Maturana, Biologe, Universidad de Chile; Mirko Skarica, Philosoph, Pontificia Universidad Católica de Valparaíso; Gustavo Caponi, Philosoph, Universidad Federal de Santa Catarina, Brasilien; Marisa Villalba, Philosophin, Universität Mendoza, Argentinien; Enrique Muñoz, Philosoph, Universidad de Playa Ancha; Claudo Troncoso, Philosoph, Universidad de Concepción; Carlos Verdugo, Philosoph, Universidad de Valparaíso; Ivo Assad Ibri, filósofo, Pontificia Universidad Católica de Sao Paulo, Brasilien; Danie Strauss, Universität von Südafrika; Ricardo Crespo, Philosoph, Pontificia Universidad Católica de Chile, Ulrich Hoyer, Friedrich-Alexander Universität Erlangen-Nürnberg und viele andere, die an Konferenzen oder Seminaren teilgenommen haben. Ebenso sind österreichische Professoren nach Chile gekommen wie Ada Pellert, Jungl und andere.

Im Jahr 2000, als in Chile gerade eine Bildungsreform unter Federführung des Bildungsministeriums diskutiert wurde, hielt Fritz Wallner ein Seminar mit dem Titel "Konstruktivismus und Bildung", das sowohl auf Grund der Qualität der Teilnehmer als auch des hohen Niveaus der Vorträge und der Diskussion einen bedeutenden Einfluss hatte. Aus diesem Grund hat er 2003 ein weiteres Seminar zu diesem Thema veranstaltet unter dem Titel *Konstruktivismus mit Blick auf die Bildung*.

Auf Grund des Interesses, das der Konstruktive Realismus geweckt hatte, veröffentlichte der Verlag der Pontificia Universidad Católica de Valparaíso 1994 den

Text *Acht Vorlesungen über den Konstruktiven Realismus*, Valparaíso, 1994, dessen zentrale Kapitel von Fritz Wallner stammen, der aber auch ein Gespräch zwischen Pietschmann und Wallner, sowie einen Artikel von Ada Pellert enthält, in dem letztere vorschlägt, den Konstruktiven Realismus aus der Perspektive der Organisationstheorie zu begreifen. Der Text war schnell vergriffen. Später, im Jahr 2005, veröffentlichte derselbe Verlag *Konstruktivistische Schriften*, Valparaíso, 2005. Wallner beschreibt hier in einer Reihe von Artikeln die möglichen Grundlagen der Krise der Moderne und schlägt einen Neuanfang vor. Desweiteren untersucht er in einem Artikel dieses Buches, dessen Autoren E. Billman-Mahecha, F. Wallner und E. Parfy sind, die Sozial- und Geisteswissenschaften aus konstruktivistischer Perspektive. Ebenso wie das vorangegangene stieß auch dieses Buch auf große Akzeptanz.

Auf der anderen Seite haben ihrerseits chilenische Professoren an Kongressen teilgenommen und Artikel über den Konstruktiven Realismus veröffentlicht, so zum Beispiel Mirko Skarica, Hugo Ochoa und Enrique Muñoz. In Chile hat der Konstruktivismus einen herausragenden Vertreter, Professor Humberto Maturana, mit dem Professor Fritz Wallner einen bedeutenden und fruchtbaren Dialog auf einem der vom Institut für Philosophie der Pontificia Universidad Católica de Valparaíso organisierten Kongresse geführt hat. Ein Dialog, der beiden die Möglichkeit geboten hat, sowohl ihre Differenzen als auch ihre Gemeinsamkeiten zu präzisieren, und in dessen Rahmen Professor Wallner erläutert hat, warum der von ihm vorgeschlagene Konstruktivismus ein konstruktiver Realismus und nicht Idealismus und auch keine Form der epistemologischen Skepsis ist.

Die Idee der Einheitswissenschaft als einer Form der bevorzugten Erkenntnis, die gleichzeitig Objektivität und Beherrschung ermöglicht, war für die Moderne eine der wichtigsten Motivationen bei der Suche nach Wissen. Beide Charakteristika setzen aber auch voraus, dass jede andere, nicht dem Paradigma der modernen Wissenschaft entsprechende Form des Wissens als subjektiv, ungenügend oder metaphysisch aufgegeben und überwunden werden muss. Damit würden sich die Bereiche der Meinung und Glaubensvorstellungen allmählich und in dem Maße verringern, wie die Wissenschaft und die Vernunft "definitive" Lösungen für Fragen liefern, auf die es bislang noch keine wissenschaftliche Antwort gibt. So gesehen impliziert genau diese Einheitswissenschaft ihre Allgemeingültigkeit in zweifachem Sinne: auf der einen Seite muss sie in der Lage sein, jedes wirkliche Phänomen zu beschreiben und auf der anderen, von jeder individualisierenden oder speziellen Determinierung abstrahieren, da dies rein subjektive Determinierungen sind; in diesem Sinne versteht sich die moderne Wissenschaft als transkulturell und ahistorisch.

Diesbezüglich ist ein neuer Ansatz erforderlich, der die In-Sich-Geschlossenheit der Wissenschaft aufbricht, und dies in zweifacher Hinsicht. Zum Einen durch eine Methode, die eine echte Interdisziplinarität ermöglicht, das heisst, dass eine Fachdisziplin nicht Hilfswissenschaft einer anderen ist, aber auch nicht ein rein instrumentelles Zusammentreffen verschiedener Disziplinen wie zum Beispiel in der Industrieproduktion[1]. Zum Anderen muss sich das Wissen einer multikulturellen Perspektive öffnen, die andere Wissens- und Lebensformen anerkennt und respektiert, die nicht der kanonischen Methode der modernen Wissenschaft entsprechen.

Hierzu ist die von Wallner vorgeschlagene Unterscheidung zwischen Wirklichkeit und Realität grundlegend, weil die Wissenschaft nicht die Welt beschreibt, sondern Mikrowelten konstruiert, da jede wissenschaftliche Interpretation ihren eigenen internen Parametern folgt. Realität ist die Art und Weise Wirklichkeit zu vergegenständlichen, es geht also um ein Handeln. Die Unterscheidung zwischen Wirklichkeit und Realität ermöglicht somit, die wissenschaftliche Erkenntnis als ein notwendigerweise kulturelles Wissen zu begreifen, das Teil einer Art von "Lebensform" ist. Demnach müssen die Wissenschaftstheorien als Organisatoren von "Mikrowelten" verstanden werden. Der Konstruktive Realismus kann damit eine epistemologische Grundlage für einen möglichen multikulturellen Dialog sein. Dafür sind zwei anscheinend entgegengesetzte, aber durchaus miteinander zu vereinbarende Thesen aufzustellen:

- Der Konstruktive Realismus verwirft die Idee einer endgültigen Einheit der Wissenschaft
- Der Konstruktive Realismus ist keine relativistische Erkenntnistheorie.

Die abendländische Wissenschaft europäischen Ursprungs scheint ihre Berechtigung und gesellschaftliche Legitimität in ihrer instrumentellen Anwendung zu finden in dem Maße wie letztere einen anfangs ungeahnten materiellen Fortschritt auf der Grundlage der Beherrschung und Unterwerfung der Natur ermöglicht hat. Dies steht aber im Widerspruch zu einem Verständnis des Wissens, das dieses im Wesentlichen als Kontemplation begreift oder einem Wissensverständnis, das einer Umgangsform mit der Natur entspricht, die weder Beherrschung noch Unterwerfung bedeutet und das den technischen Fortschritt der europäisch-westlichen Welt als eine Form von „*Hybris*" oder Maßlosigkeit betrachtet, die ernsthaft Gefahr läuft zu scheitern und den Menschen in ihrem Untergang mitzureissen.

---

1 Ibid.

Ein Verständnis der Wissenschaft, das zum Einen deren Einheit auf der Grundlage der Konstruktion von Mikrowelten begreift und zum Anderen sich selbst als Entdeckung und Interpretation operativer Strukturen versteht, bedeutet in diesem Zusammenhang, dass ihr eigentlicher Sinn, der im Allgemeinen als "die Welt erklären" bezeichnet werden kann, darin liegt, sich auf die Lebenswelt zu beziehen, auf die vom Menschen tatsächlich bewohnte Welt, was dieser notwendigerweise aus einem bestimmten Verständnishorizont heraus tut. Die Wissenschaft ist damit also nicht auf eine absolute Welt bezogen, unabhängig von den Formen sie zu bewohnen, im Gegenteil, die Wissenschaft ist an der Umwandlung der natürlichen Welt in menschliches Habitat beteiligt.

Das Verständnis, dass die Verwirklichung des Konzepts der Einheit des Wissens unmöglich ist, hat in der Gegenwart zu einer Vielfalt unterschiedlicher Reaktionen geführt. Ihnen allen ist gemeinsam, dass sie die kulturelle Bedeutung der Wissenschaft insofern einschränken als sie die Unmöglichkeit betonen, ihren zentralen Anspruch – die definitive Verbindlichkeit ihrer Prognosen – zu erfüllen. Dies ist ein Problem, das ursprünglich nur die Humanwissenschaften betroffen hat, heute aber das gesamte Wissen erfasst. Diese Positionen werden in sehr unterschiedlicher Weise vertreten, doch ihre Argumentationsstrategien bestehen im Wesentlichen aus einer historischen Relativierung, wie der dekonstruktive Versuch der französischen Philosophie oder die Soziologisierung des Wissens bei Horkheimer. Beide Positionen ziehen aus dem Debakel der Einheit des Wissens den Schluss, dass das Unternehmen der abendländischen Wissenschaft an sein Ende gelangt ist, ohne natürlich das Ergebnis der abendländischen Wissenschaft im instrumentellen Sinne in Frage zu stellen.

Der Konstruktive Realismus bietet dagegen eine Analyse des Konzepts der Einheit des Wissens, die zwischen der notwendigen logischen Einheit und der ersehnten ideologischen Einheit (Charakteristik einer Kosmovision) unterscheidet. Wenn wir aus der Perspektive des Konstruktiven Realismus die Wissenschaftstheorien als frei erfundene Mikrowelten begreifen, dann erfordern diese Mikrowelten eine Form von Einheit, die als logisch beschrieben wird. Die hier verwendete Logik kann natürlich nicht die aristotelische sein, da sie dem ontologischen Statut der Mikrowelten entsprechen muss. Diese zeichnen sich dadurch aus, dass sie stets bestimmte Beziehungen ausgehend von einer bestimmten Datenkonfiguration herstellen. Diese instrumentellen Mikrowelten bilden nur dann eigentliches Wissen, wenn sie in andere Kontexte übersetzt oder übertragen, das heisst, wenn sie verfremdet werden können.

Damit führt der Konstruktive Realismus zu zwei wesentlichen Differenzierungen in der Wissenschaftsphilosophie. Auf der einen Seite wird der Begriff der Einheit des Wissens von einem Anspruch universeller Totalisierung getrennt und sozusagen operationalisierbar, und auf der anderen wird das Wissen von der Instrumentalisierung der Theorien unterschieden.

Die strukturellen Merkmale des traditionellen Einheitsbegriffs sind in dieser Hinsicht völlig anders. Sie werden nach dem Zweck der Handlung charakterisiert und dies aus zwei Perspektiven. Wenn die in der überkommenen Wissenschaftsideologie implizit vorausgesetzte Einheit erreicht würde, gäbe es die oben erwähnte Unterscheidungsmöglichkeit nicht mehr. In derselben Weise würde in der üblichen Wissenschaftsauffassung der Unterschied zwischen Wissen und Herstellung bestimmter funktionaler Verbindungen außer Acht gelassen werden, sodass die einzige Rechtfertigung des Wissens dessen Instrumentalisierung wäre.

Die Unterscheidung zwischen künstlichen Mikrowelten und Erkenntnis, wie sie der Konstruktive Realismus vorschlägt, ändert die Situation grundlegend, denn die in formaler Sprache beschriebene Mikrowelt erhält eine neue Physionomie, wenn sie in einen anderen Kontext verfremdet wird. So zeigen zum Beispiel die Bemühungen, die Humanwissenschaften den den Naturwissenschaften eigenen Parametern zu unterstellen, zugleich deren Reichweite und Grenzen, ohne dass dies A-Priori-Annahmen hinsichtlich der Angemessenheit oder Nichtangemessenheit solcher methodologischer Entscheidungen bedeutet. Dies führt rückwirkend auch zu einer Bereicherung der Strukturen der jeweiligen Mikrowelt; durch die Übersetzung eines völlig anderen sprachlichen Horizonts werden viele Aspekte sichtbar, die es vorher nicht waren.

Was aber geschieht mit der Erkenntnis, wenn eine aus einer Mikrowelt verfremdete Erklärung nicht gelingt? Müssen wir diesen Misserfolg mit der Hoffnung auf eine zukünftige Lösung immunisieren? Müssen wir also diese Erklärungen im Sinne des zweiten Lösungsvorschlags immer als provisorisch betrachten? Dazu sind wir gezwungen, wenn wir von einer der europäischen Wissenschaft eigenen metaphysischen Unterstützung ausgehen, nämlich die Wissenschaft "sub specie Dei" zu betrachten. Wenn wir diese Perspektive einnehmen, übertragen wir den Einheitsanspruch der Beschreibung der Welt auf die Handlungsweise des Menschen.

Aber was verlieren wir, wenn wir die Handlungsweise des Menschen als eine Vielzahl von Strategien begreifen, die niemals auf eine einzige reduziert werden können? Man könnte an dieser Stelle argumentieren, dass dann der Gültigkeitsanspruch der jeweils obsiegenden Erklärung unsicher ist. Natürlich zeigt sich hier die typische abendländische Überzeugung, derzufolge Gültigkeit nur dann gefordert werden kann, wenn etwas ausgehend von einer Metaebene über alle handelnden

Personen hinaus gilt. Die Aufgabe dieser metaphysischen Fiktion spricht für das Verständnis unter den handelnden Personen.

Ein derartiges Verständnis erfordert keine Identifizierung der Handlungsstrukturen, sondern nur deren Vergleichsmöglichkeit aus einer anderen Position. Das bedeutet konkret, dass nicht die Möglichkeit der Übersetzung zwischen verschiedenen alternativen Erklärungen gefordert wird, sondern die prinzipielle Möglichkeit der Kommunikation zwischen unterschiedlichen Kosmovisionen. Daraus ableiten zu wollen, dass dann auch die alternativen Erklärungen prinzipiell untereinander übersetzbar sein müssten, ist ein irrelevanter metaphysischer Zusatz. Die Kommunikationsmöglichkeit sollte nicht als etwas Gegebenes, sondern eher als eine Aufgabe verstanden werden.

Unabhängig von diesen Reflexionen können die alternativen Erklärungen auch eine kulturelle Bereicherung darstellen. Hier das Argument des Relativismus anzuführen ist nur möglich, wenn wir die Position "sub specie Dei" einnehmen. Der Relativismus erweist sich dann als eine deutlich metaphysische Position, die nur durch eine willkürliche Entscheidung eingenommen werden kann. Er ändert den Anspruch der modernen wissenschaftlichen Erkenntnis nicht, denn er versteht sie weiterhin als Beschreibung einer einzigen gegebenen Welt und behauptet nur die Unmöglichkeit dieser Beschreibung. Wenn wir die Wissenschaft als die Entdeckung und Erklärung solider operationaler Strukturen des menschlichen Handelns verstehen, dann verliert das Argument des Relativismus jegliche Bedeutung.

Ohne den Anspruch, die Verbindlichkeit der Naturgesetze relativieren zu müssen, öffnet sich der modernen Wissenschaft eine Perspektive, die es ihr ermöglicht, sowohl den Forderungen der technisch-instrumentellen Auffassung des Wissens als auch den Anforderungen seiner Humanisierung gerecht zu werden. Eine Perspektive, die uns hilft, den instrumentalistischen Reduktionismus zu überwinden und die die Wissenschaft diversen kulturellen Formen öffnet.

Der Konstruktive Realismus ist somit keine geschlossene Schule mit unantastbaren Dogmen und einem über die Orthodoxie urteilenden Gericht. Er ist von sich aus, auf der Grundlage seiner eigenen Prinzipien offen für die verschiedenen Kulturen und Wissensformen, das heisst, Formen, Welt zu bewohnen und zu konstruieren. Der Mensch kann die Welt nur bewohnen, indem er ein Habitat konstruiert, das nicht nur physisch ist; in diesem Sinne ist der Konstruktivismus etwas fast Triviales. Aber keineswegs trivial ist es, die Konsequenzen daraus zu ziehen, zu verstehen und zu thematisieren. Der Konstruktive Realismus schlägt ein Wissen vor, das in der Tat menschlichen Maßstäben entspricht.

Somparn Promta

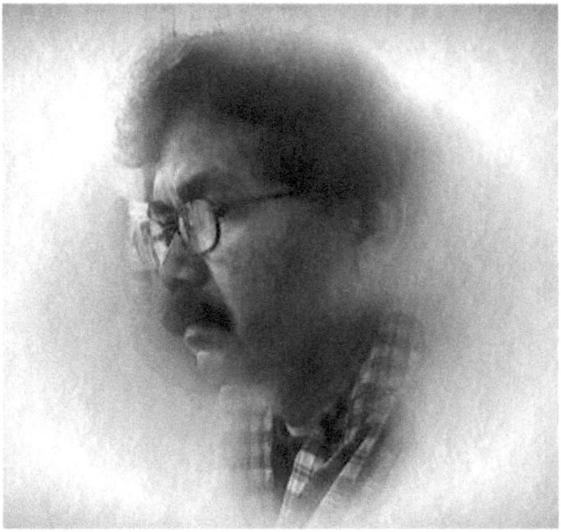

Department of Philosophy
Chulalongkorn University

Somparn Promta teaches Buddhist and Indian philosophies at department of philosophy, Chulalongkorn University, in Bangkok. He writes books on Buddhism, Buddhist philosophy, Indian philosophy, and Western philosophy. Besides this, he also composes and plays music; writes poetry, short stories, and novel. His books in English include: *An Essay Concerning Buddhist Ethics* (2008); *Classical Indian Philosophy* (2011); *Wisdom and Politics: A Political Theory Based on the Integrated Thoughts of Karl Marx, Charles Darwin, and the Buddha* (2014); *Love of Wisdom: An Introduction to Philosophy and Logic* (2014); *The Brain and the Soul* (2015); and *Enlightened Life: Integration of Buddha's Teaching and Biology* (2015).

(Somparn Promta)

Friendship is sometimes an accident, but that is great

I first knew Professor Friedrich Wallner not by his academic work, but by something quite personal. One day, around three years ago, I got an email sent from an Austrian professor. His name is Friedrich Wallner. In the mail, he invited me to join the conference concerning the application of Buddhist teaching to science and medicine. I do not know how my name was known by Professor Wallner. But that is not the point. The point is: that is the beginning of our relationship. I answered his email, saying that I was greatly honored receiving the invitation from him. After I learned what he needed from me in terms of academic contribution, I said to him I would like to talk about something highly interesting for me during this time. And that is the origin of my paper, *Enlightened Life: Integration of Buddha's Teaching and Biology*, which later comes to be one among two keynote lectures of that conference.

Before going to Vienna to present my paper, I have searched for the information concerning Professor Wallner from the possible sources such as the Internet. I have found that his name is associated with a philosophical standpoint known among the circle of the philosophy of science as '*constructive realism*.'

Exactly, one of my philosophical trainings is the philosophy of science. And we know that basically, we have to choose *either* a philosophical standpoint which rejects anything in scientific theory that cannot be verified by sense experience, *or* a philosophical standpoint which believes in something beyond sense perception in scientific theory. We know that the human perception through the seeing, the hearing, and so on is limited by nature. The first philosophical theory that I just mentioned above, sometimes called the *constructivist theory*, argues that as we can never go far beyond our sense perception, the scientist should accept this limitation and runs scientific activities within the world that man has been allowed to be able to observe, both directly by our sensory organs or indirectly by the tools created to expand our sensory capacities. But it seems that to say, "Be not interested in things beyond your sensory ability to observe," is not easy for man to accept as we are born with the instinct to wonder, "Beyond what the eyes can see, in what manner is that thing given?"

No one in the world is able to see an electron. Constructivism says, "Do not try to hope some day in the future we will know exactly about the electrons; every theory giving the picture of these things is just a tentative idea which is composed from a number of things that man is able to see; we can imagine about them but we can never 'see' the real picture of them." I accept this is reasonable.

But the weakness of constructivism lies in a very simple fact: that we are not able to 'see' the real faces of theoretical objects like the electrons is one thing; but the existence of them is another. We have the reason to believe that they must exist, otherwise we would accept that the physical world that appears to our seeing is based on nothingness.

In some writing of Professor Wallner, he states that his 'constructive realism' does not reject metaphysics. I understand, to be a realist means a person has to accept the existence of metaphysical entities. In terms of the real practice in scientific research, I have the inclination to think that two scientists who adopt the different philosophical outlooks, constructivism and realism, might not be different. Science has to be based on things that can be observed. And our theory has to be created on these empirical data. So, the difference between two scientists who adopt different theories as said might be found at the level of a thing that I would like to call 'scientific faith.' A constructivist scientist would say to himself, "Be not interested to see the real face of the electron; that is not possible; do your work and base it on what can be observed." I believe a realist scientist might think like that; but additionally he may talk to himself, "This world is so amazing; inside the world where things are not allowed by nature for us to see, there must be the certain things with the certain characteristics; maybe one day when our large empirical data concerning these things are enough, we would see a thing which is close to the real faces of them."

Between these two theories, the realist one gives us more feeling of hope, even though it could be possible that finally it is an illusionary hope. Some philosophers say God could be illusory. I think we have some way to deal with the concept of God that makes it impossible to be illusory. As far as we define God as something to be responsible for the appearance of things in the universe, God can never be an illusion. In the same way, there must be something to be responsible for the appearances of physical phenomena seen through the eyes of the scientists. If we do not believe this, we have to accept that the appearances of things have no ground, or they have nothing as the grounds. This sounds very illogical for me.

Constructive Realism of Professor Wallner shares some things with constructivism. In my view, they are the beliefs in the possible ways to construct scientific models, and these ways might be based on a thing which exactly plays the important role in the history of humankind. It is tradition or culture of the society. As it is known, one of the works undertaken by Professor Wallner is to encourage people in different cultures to utilize the culture of thinking from the other lands.

Different cultures ultimately could merge into one another. I understand culture and reality as two things that are not interdependent. I am a Buddhist from Thailand. And Professor Wallner is non-Buddhist, if I am correct, and lives in the European culture which is different from the Asian culture to which I belong. In terms of culture, we might differ and such difference is shown through the different ways between us to construct the pictures of things in the world. My Buddhist tradition suggests that things have no essence. The European culture might not be based on this kind of thought. Certainly, scientific or philosophical theories created to describe the same world from the persons of two different cultures, such as me as a Buddhist and a Christian friend of mine in Europe, might be different, too. But this difference has nothing to do with the reality of the world. Logically, there must be one reality of the world. But we do not know what it is. The difference of the theories which two or more scientists use as the tools to construct the imaginary pictures of the world possibly leads closer to the same reality.

I consider the works undertaken by scientists in terms of co-operation more than a competitive activity. That is, the different models of the world should be deemed as the various mirrors to reflect the reality of things. We need different mirrors created from different cultures. At this point, we would see how much 'constructive realism' of Professor Wallner is of great usefulness.

After knowing Professor Wallner in person, I feel something between us. It seems to me that I have seen some Buddhist tradition in Professor Wallner. Exactly, the acceptance of metaphysics by 'constructive realism' looks very close to Buddhism. The Buddha has some unique way in dealing with metaphysical problems. It is widely understood that the Buddha rejects the existence of God. That is not right. The Buddha just says that the existence of God has a little meaning to the human life in terms of ethics. I think this opinion of the Buddha does not necessarily contradict the Christian belief as it could be possible that after creating man, God lets them have the freedom to take care of themselves alone—God just watches and man has solely to be held responsible for everything to happen from their actions.

The concept of God in the view of the Buddha could be either metaphysical or not, depending on how man utilizes this concept. Suppose we believe God is nothing but love between humankind. God can never be metaphysical concept. The Buddha encourages people to understand the metaphysical beliefs in their tradition within this light. Exactly, no one, possibly including the Buddha, knows whether or not God really exists—like no one knows the real faces of theoretical entities like the electron. But our ignorance here is of one kind. In Buddhist texts, the Buddha sometimes does not discuss a philosophical problem. I believe that this kind of philosophical questions is concerned with a thing that I would like to call the *hard* metaphysical question. This kind of metaphysical questions is the one that has no ethical link to man. The question about the existence of God as pure entity belongs to this kind of metaphysics.

There is another kind of metaphysical problems which I would like to call the *soft* one. This kind of metaphysical concepts has some ethical link to man—that is, knowing them is useful for making life better. The Buddha never rejects the soft metaphysical concepts.

I understand that the metaphysics accepted in 'constructive realism' is of the soft kind. As this kind of metaphysical concepts has some link to human experience, it is possible for us to come closer and closer to the reality behind empirical worlds through this kind of metaphysics. The link between human experience and the hidden reality is the way to come closer to the reality. In my view, this link is nothing but the scientific theory constructed from various cultures in the world. In this sense, any theory which is based on any culture is welcome. We need them. The more we have different models of the world the more we have the potential to understand the reality behind the universe. And it could be possible that one day we would feel we are satisfied with the final reality of the universe that we have constructed from all the cultures of thought of the world—we do not feel we have to go beyond this. This means that reality, according to the soft metaphysics, can be attained.

Helmut Reinalter

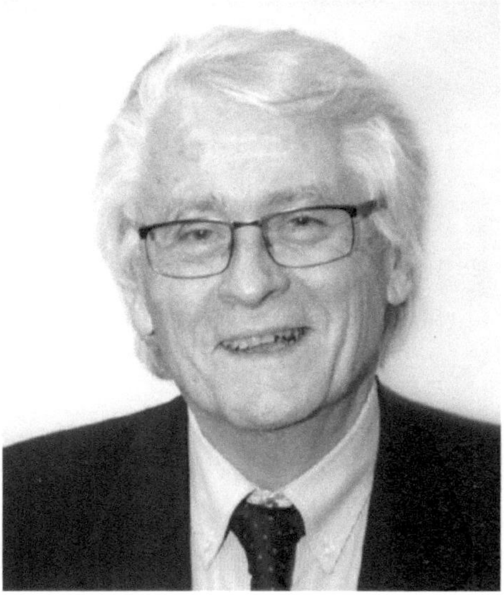

Univ.-Prof. Dr. Helmut Reinalter

Kurzbiographie:
Geb. 1943, Studium der Geschichte und Philosophie an den Universitäten Innsbruck und Sorbonne I in Paris, Promotion zum Dr. phil. 1970, Habilitation in Innsbruck 1978, von 1981 bis 2009 Prof. für Geschichte der Neuzeit und Politische Philosophie in Innsbruck. Von 1981 bis 2000 Leiter der internationalen Forschungsstelle für demokratische Bewegungen und seit 2000 Leiter des Privatinstituts für Ideengeschichte in Innsbruck. Seit 2009 Dekan der Europäischen Akademie der Wissenschaften und 2012 Mitbegründer der Johann Wolfgang von Goethe-Universität in Bratislava. Mehrere Gastprofessuren und Mitgliedschaften in wissenschaftlichen Akademien. Herausgeber mehrerer wissenschaftlicher Reihen und der Zeitschrift für Internationale Freimaurer-Forschung (IF).

Forschungsschwerpunkte:
Politische Geschichte der Neuzeit, Ideen- und Mentalitätengeschichte, Politische Philosophie, Theorien und Methoden der Geisteswissenschaften und Allgemeine und Angewandte Ethik.

(Helmut Reinalter)

Der Konstruktive Realismus

1. Wie sind Sie auf Friedrich Wallner und den Konstruktiven Realismus gestoßen?

Während meiner Tätigkeit am Institut für Philosophie der Universität Innsbruck, wo ich eine Abteilung für Politische Philosophie aufbauen sollte, bin ich auf den Konstruktiven Realismus Fritz Wallners gestoßen. Vereinzelt habe ich mich auch schon als Historiker mit dem Verhältnis von Geschichtswissenschaft und Konstruktiven Realismus auseinandergesetzt. Ausgehend von der Definition Jörn Rüsens, dass historische Theorien Konstruktionen von Zeitverläufen sind, die als Leitfäden der Geschichte angesehen werden können, habe ich im Zusammenhang mit der Theoriebildung in der Geschichtswissenschaft die Frage geprüft, inwieweit Theorien und Methoden mit dem Konstruktiven Realismus in Einklang gebracht werden können. Besonders in der neueren Geschichtswissenschaft erlangte die wirklichkeitsbegründende Kraft von Vorstellungen, mit deren Hilfe frühere Gesellschaften ihre Welt für sich bedeutungsvoll gestalteten, stärker an Boden, wobei einzelne Beobachtungen häufig mit den Annahmen einer konstruktivistischen Erkenntnistheorie weitgehend übereinstimmen. Dass die Welt des Menschen das Ergebnis seiner subjektiven Konstruktionen sei, hat in der Historikerzunft bereits Fuß gefasst. Was aber noch immer fehlt, sind Versuche, solchen Überlegungen und Einsichten einen stärkeren theoretischen Rahmen zu vermitteln. Die Frage ist, ob es eine konstruktivistische Geschichtsschreibung gibt, also ein Modell, das verschiedene Methoden und Betrachtungsweisen integrieren könnte? Dabei ist es wichtig, zu verstehen, dass in der Geschichtswissenschaft die Ebenen der Beschreibung mit den Ebenen der Realität zusammenlaufen.

2. Welche Schrift(en) bzw. Ideen von Prof. Wallner oder über den Konstruktiven Realismus haben Sie am meisten beeindruckt? Warum?

Am meisten beeindruckt haben mich die *Acht Vorlesungen über Konstruktiven Realismus*. Da Modelle in der Geschichtswissenschaft keinen genauen Aufschluss darüber geben, wie die Welt wirklich beschaffen ist, sind diese nur in der Lage, einen möglichen gangbaren Weg zu beschreiben. In einer konstruktiven Historiographie sind dem Historiker und den in der Vergangenheit handelnden

Personen Zusammenhänge und Weltbilder weitgehend unzugänglich. Historische Forschungsergebnisse sind daher Konstrukte, die in keiner Repräsentationsbeziehung zu einer historischen Wirklichkeit stehen, selbstverständlich gibt es aber Qualitätsunterschiede zwischen historiographischen Konstrukten.

3. Wie wenden Sie den Konstruktiven Realismus bei Ihrer Arbeit an?

Wenn die Geschichtswissenschaft auf die Einsichten des Konstruktivismus ernsthaft eingeht, so müsste dies auch Konsequenzen auf die Konzeption des Gegenstandsbereichs der Historie haben. Wenn Realität auf die Ebene der Beschreibung verlagert wird, dann ergibt sich daraus, dass neben den faktischen Ereignissen auch deren Wahrnehmung durch die Zeitgenossen in das Blickfeld des Historikers rückt. Aus konstruktivistischer Perspektive ist für den Historiker und für dessen Forschung wichtig, dass durch verzerrte Wahrnehmungen, durch Vorurteile und durch aus heutiger Sicht überholte Theorien Ansichten der Zeitgenossen als kognitive Wirklichkeit gesehen werden, auch dann, wenn neue Forschungen ein anderes Bild dieser Wirklichkeit entwerfen. In einer konstruktivistischen Geschichtswissenschaft verstehen sich die jeweiligen Forschungsergebnisse vorwiegend als Konstrukte des Historikers/der Historikerin und können daher sinnvoll aufeinander bezogen werden. Die Perspektiven sind komplementär, weil die Konstrukte, die sich auf die Wirklichkeitssicht der Zeitgenossen beziehen, zunächst lediglich unterschiedliche Gegenstände beschreiben. Allerdings wird dabei die jeweilige Wirklichkeitsperzeption der Handelnden stark aufgewertet, weil ihnen eine Realität sui generis zugeschrieben wird.

4. Worin liegt Ihrer Ansicht nach der wichtigste Beitrag des Konstruktiven Realismus?

Einer der wichtigsten Beiträge des Konstruktiven Realismus liegt für mich in der Differenzierung zwischen der faktischen Ebene der Geschichte und der historischen Wirklichkeitsperzeption der Beteiligten. Mit Hilfe sozialwissenschaftlicher und historischer Methoden können zwar Theorien und Hypothesen entwickelt werden, welche Ursachen beispielsweise Krisen in der Gesellschaft hatten und in welchem Ausmaß gesellschaftlicher Aufstieg in bestimmten Berufen möglich war, die Entscheidungen von einzelnen Personen, also die Handlungsebenen, können aber besser durch konstruktivistische Konzepte der Geistesgeschichte (Ideengeschichte) erklärt und geklärt werden. Es muss aber klar sein, dass konstruktivistische Geschichtswissenschaft nur eine Möglichkeit der Theorie- und Methodenbildung darstellt.

Andrea-Mercedes Riegel

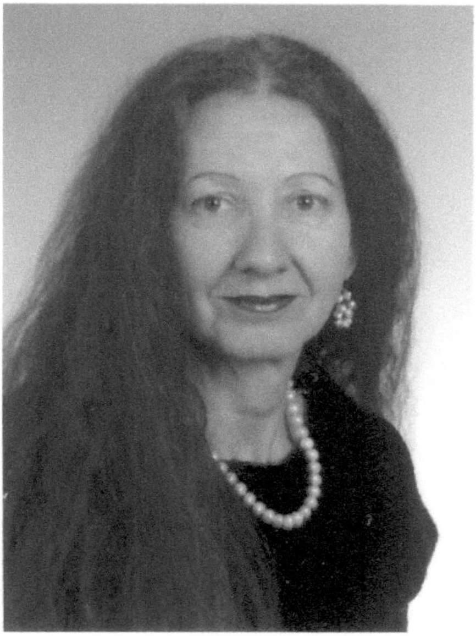

Dr. Dr. Andrea-Mercedes Riegel

1976–1983 Studies in Romance philology and Linguistics
1984–1999 Studies in Chinese culture, Literature and Medical history and German philology
1989–1991 Studies in Chinese Medicine in Taibei
Since 1991 Studies in Western Medicine
1999 PhD in Chinese Studies in Munich
2010 PhD in Medical sciences in Witten Herdecke
Since 2000 medical practitioner in Chinese Medicine

(Andrea-Mercedes Riegel)

Constructive Realism

First I want to state that I am proud and glad to know Prof. Wallner personally. It was just at random that I got into contact with him and his theories. Some years ago, it may be in 2008, when I was in Ingolstadt for a competition in Korean martial arts, I had time enough to go downtown. There I discovered a big bookstore and I decided to have a look at the books concerning Chinese Medicine. Amongst other books concerning different aspects of Chinese Medicine I found Fritz Wallner's work "Traditionelle Chinesische Medizin – eine alternative Denkweise". I was attracted by the title and I began to read the book in the coffee shop of the bookstore, some chapters only and then I had to buy it. In the end I was fascinated by the theories the author developed. So I wrote a recension (5 stars) in amazon and wrote an e-mail to Prof. Wallner. He was so kind to answer me and he spontaneously invited me for the Congress in Vienna "Chinese Medicine and Intercultural Philosophy" (2010) as a speaker. This was an extraordinarily important experience for me.

In 2010 I completed my second doctoral dissertation which was about the Chinese concept of the Kidney and its comparison to the kidney in western medicine. This is a rather difficult and delicate subject if not to say it is a bold venture because one makes a comparison between the western and the Chinese way of thinking. At that time when I first got into contact with Prof. Wallner the dissertation was nearly completed. If I had known him before perhaps the content would now be somewhat different. But nevertheless Prof. Wallner complied with my wish to revise the dissertation as an external professor.

Though Prof. Wallner wrote a lot of outstanding works on Constructive Realism, of course this little work I found in the bookstore in Ingolstadt still impresses me most. This may be because it was my first contact with Prof. Wallner and his theories and on the other hand because it was the initial spark for me to find new ways and areas of research.

I am a medical practitioner but I am not only interested in medical practice but also in medical theories, in the philosophy of healing and in particular in the philosophy of the Chinese art of healing. In the course of my studies and researches in the old Chinese medical classics I found out that first there were many more theories which came into existence during Chinese medical history than we nowadays know, the Cultural Revolution being the reason for this "purification".

This purification gave birth to the system which we nowadays call "Traditional Chinese Medicine". Some basic ideas survived, the main idea being the human organism as a microcosm in macrocosm, but old wisdom largely vanished being banned from the textbooks in favor of communist philosophy.

Chinese medicine is an ethnic medical system in which subjectivity and spirituality play an important role. Subjectivity is the base for diagnosis and treatment as well as spirituality and consciousness. As *Lingshu* (ch. 8) states, the spirit *shen* is stored in the acupoints the acupoints being holes in which the two kind of Qi, the "Defensive Qi" (Wei Qi) and the "Nourishing Qi" (Ying Qi) and *shen* are stored. This means the points may be influenced by consciousness and concentration of both persons the therapist and the patient, the success of treatment largely depends on the therapist's concentration on the patient and on his manipulations during treatment.

Western medicine nowadays is interested in acupuncture and wants to integrate this healing art into the scope of medical treatments. But western medicine claiming to be a scientific discipline necessarily wants to prove the effectiveness of acupuncture, to make it an "evidence based" kind of treatment. The methods are randomized double blind studies. One uses standard recipes for two groups of patients, a treatment group and a control group, and neither the therapist nor the patients know anything about the choice of the acupoints used. But this attempt to prove the effectiveness of acupuncture treatment must fail for various reasons: Chinese medicine is a holistic art of healing based on the presupposition to cure the individual patient instead of diseases.

For this reason these two systems western medicine and Chinese medicine are not commensurable and randomized double blind studies are no valid way to prove the effectiveness of acupuncture. It is the same problem with herbal medicine. No pharmacological analysis will ever be able to explain the effects of the Chinese herbs in the organism. And it was Prof. Wallner who first made a corresponding statement. He even speaks of "abuse" of Chinese Medicine in this context.[1]

What we need are explanations, explanations for phenomena and effects of needle or herbal therapy. We find them hidden in the cultural convictions behind the Chinese medicine.

As for the scientificity of Chinese medicine it is still denied by western medicine. It is denied because western medicine recognizes only one point of view which is the point of view of western medicine to define what is scientific. But as Prof. Wallner states, "science depends on culture (…) Hence different scientific

1 See F. Wallner (2006): 67.

approaches based on different cultures are possible to reveal the manifoldness of the world to the mankind."[2]

Chinese medicine since the *Huangdi neijing* and the *Nanjing* has always been recognized in China as science just like astronomy and cosmology and these both disciplines are part of medicine.

Chinese medicine never argues on the base of mere experience but it unites clinical experience and experience with nature with written sources of philosophy, in particular Confucian and Taoist. Normativity in the sense of strict standards and objectivity, characteristics of western medicine are absent in Chinese medicine. This does not mean that in Chinese medicine there are no standards at all. For Chinese medicine flexibility, interpretation and the analysis of written philosophical texts are the standard for judgment and the base for new theories. On the level of clinical practice it is the interpretation and the analysis of physiognomical signs which are the base of diagnosis.

Chinese medicine is extremely systematic but not rigid or inflexible. We must state that in Chinese medicine we do not distinguish between Yes and No, Right and False. In western scientific thinking there are only these two alternatives, but the Chinese way of thinking is somewhat different. Here seemingly incompatible statements may be right at the same time, it only depends on the point of view. The Chinese way of thinking is not straight lined but it is somewhat multifocal.

We needn't and we can't explain all in detail here but one may see right here that Chinese medicine is a very stringent system which unites nature as a given and unchangeable element (Wirklichkeit), elements of the life-world of Chinese people and clinical experience. Throughout history medicine has also been influenced by the ruling state philosophy and this is very well understandable because of various reasons: there was a fix belief in the veracity of the old philosophic classics, the classics were standard for each kind of career, all medical professionals of importance in Chinese history were well educated in the Chinese classics; and making use of the ruling state philosophy makes sure to be understood and accepted by the contemporary fellows.

Chinese medicine's systematic is based on symbolism. Everything in Chinese medicine has its symbolic value may it be question of the numbers or the correspondences in the system of the Five Phases. The base for this symbolism is the *Yijing* because this work isn't but a work of symbolism. The basic canon which came into existence during the Yin-Shang-Dynasty (1401–1137 B.C.) consists of line symbols, a horizontal unbroken line representing the sun and the broken line

2 F. Wallner (2012): 47.

symbolizing the moon. There are 64 hexagrams each composed of two trigrams. Originally hexagrams and trigrams only symbolize the run of the sun and the moon in the course of a year. As Heaven and Earth are considered in Chinese thinking as one entity it was soon used as a book for divination. In later times namely during the Spring and Autumn Period (722–481 B.C.) and the Period of the Warring States (475–221 B.C.) ten commentaries (the so called "ten wings") came into existence which gave interpretations of different aspects of hexagrams and trigrams. Two of them, the Great Appendix which by many scholars is attributed to Confucius himself, and the Shuogua commentary which deals with the symbolism of the trigrams, became extremely important for Chinese medical theories, during the early times and throughout Chinese medical history. A close look at the symbolism of the trigrams described in the commentaries shows the close relationship between these commentaries and the medical theories concerning the inner organs.

The trigrams are the symbols (*xiang* 象)"hanging down from heaven" as the Great Appendix states and on Earth they become real manifestations, (*qi* 器), they are the unchangeable manifestations given on Earth (wind, thunder, water, sea, mountain, earth, heaven, and metal). The Shuogua commentary adds the symbols for family members and animals. Family members and domestic animals are part of the life-world of ancient Chinese people. And on the level of the human body each trigram symbolizes an inner organ and a body structure and one may derive the characteristics of the inner organ from the symbolism of its trigram. As a trigram is a heavenly symbol the inner organs also reflect the cosmos and they bear the information of the cosmos. So the theory on the inner organs is called the *zang xiang*.

On the level of diagnosis the therapist finds signs in the physiognomy and pulses of a patient which symbolize the state of the inner organs. And pulse diagnostic itself isn't but symbolism. And it is the same for the numbers. All the numbers we find in Chinese medicine, the 12 meridians, the 6 main joints, the nine orifices, the 3 pulse levels and so on, they all have a symbolic value. The number of 3 represents the three potentials (san cai) Heaven, Man and Earth, the number of 5 represents the Earth, the numbers of 6,7,8 and 9 are the numbers we get in divination, the number 6 and 9 representing full Yin (Taiyin) and full Yang (Taiyang), the numbers 7 and 8 representing the young Yin (Shaoyin) and the young Yang (Shaoyang).

And symbolism in Chinese medicine does not end with the adoption of the symbolism we have in the *Yijing*. Chinese medical terminology is rich in metaphors. The methodology it uses is what Prof. Wallner and Prof. Lan call *Qu xiang bi lei*, taking image and analogizing. In order to understand it and to make it understood by the reader we must use special strategies for translation. Otherwise mistakes in translations are inevitable. We are already witnesses to severe falsifications of Chinese medical theories in the Western world. Completely new constructions of theories have already come into being based on misinterpretations or on simplifications the simplifications being the result of lack of understanding of Chinese culture, the Chinese way of thinking and false translations. The methodology Prof. Wallner proposes for the translation of Chinese medical terms is the "strangification" (Verfremdung), the transport of the term into another context and to see what kind of effect it produces there.

This may be the superior way of translation, superior in comparison for example to the literal translation which may make the term unintelligible in the target language because there is no corresponding concept in this culture.

Prof. Wallner's theories about the culturaliy of science were and still are extremely important for my work. I want to continue my researches in the *Yijing* and its influence on the theory and practice of Chinese medicine. And I want to revise my own translations of Chinese medical texts.

I think there must be made a clear distinction between the original Chinese medicine and the modern, the "traditional Chinese Medicine" in China which came into existence during the Cultural Revolution. And it should be an important task to revive and preserve the pure classical Chinese medicine. It was Prof. Wallner and his theories that encouraged me to focus my studies on the ethnic aspect of Chinese medicine and its value as an effective healing art.

During the last congress in Vienna in May 2014 which was about Buddhism and science Prof. Wallner when introducing me as a speaker called me a "honorary" member of the circle of adepts of Constructive Realism, well knowing that this is a new field of research for me. I am a newcomer but I hope to enlarge my knowledge soon and to be able to make Constructive Realism an important base of my further studies.

I am extremely grateful to Prof. Wallner for his open and important statements concerning Chinese Medicine and the danger to which it is exposed in Western world. They gave me a deeper insight into the problem of Chinese Medicine in modern times and in the Western world.

Literature

Huangdi neijing Lingshu yishi (Modern translation and explanations of the Spiritual Pivot of the yellow Emperor's Classic of internal medicine). Shanghai: Shanghai kexue jishu chubanshe.

Wallner, Friedrich (2006). Traditionelle Chinesische Medizin eine alternative Denkweise. Aitrang: Windpferd.

Wallner, Friedrich (2012) Hrsg. Aspekte des Konstruktiven Realismus. Wien: Peter Lang.

Zhouyi zhezhong (Analysis of the *Yijing*) (2003). Beijing: Jiuzhou chubanshe.

Thomas Slunecko

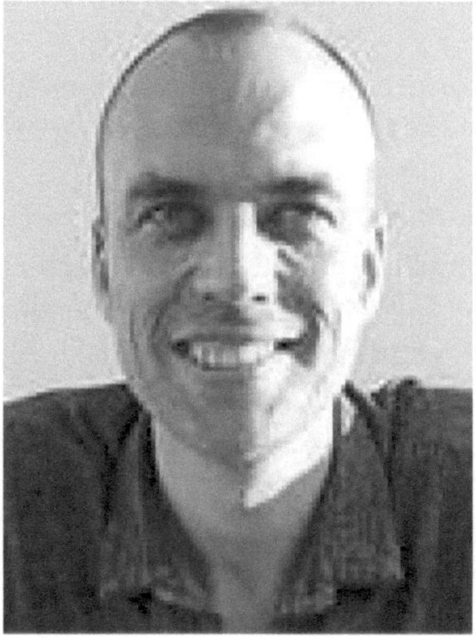

Mag. rer. nat., Dr. phil. habil. Thomas Slunecko studierte Psychologie und angrenzende Fächer (Biologie, Medizin, Anthropologie, Philosophie) in Wien und am California Institute of Integral Studies in San Francisco. 1995 Dissertation bei Friedrich Wallner (*Psychotherapie und Wissenschaftstheorie: Ein konstruktiv-realistischer Dialog*), daneben Ausbildung zum klinischen Psychologen und Psychotherapeuten. Weitere Studien an der Akademie für Bildende Kunst in Wien (Meisterklasse für Kulturphilosophie Peter Sloterdijk). Seit 2002 außerordentlicher Professor am Institut für Psychologische Grundlagenforschung der Psychologischen Fakultät an der Universität Wien. Arbeitsschwerpunkte: Kulturpsychologie, qualitative Methoden, Medientheorie. Wissenschaftlicher Leiter des Instituts für Kulturpsychologie und qualitative Sozialforschung (IKUS).

Email: thomas.slunecko@univie.ac.at

Publikationen in Rahmen des KR

(Thomas Slunecko)

Slunecko, T. (1995) *Konstruktiver Realismus, Psychoanalyse, Psychotherapie. Skizzen zu einem reflexiven Wissenschaftsverständnis.* Unveröff. Dissertation, Univ. Wien.

Slunecko, T. (1996a) *Wissenschaftstheorie und Psychotherapie. Ein konstruktiv-realistischer Dialog.* Wien: WUV (Cognitive Science 7).

Slunecko, T. (1996b) „Einfalt oder Vielfalt in der Psychotherapie". In A. Pritz (Hrsg.) *Psychotherapie – eine neue Wissenschaft vom Menschen*. Wien: Springer, 293–32.

Slunecko, T. (1997a) „Formen der Begegnung zwischen therapeutischen Schulen". In Ch. Korunka (Hrsg.) *Begegnungen: Psychotherapeutische Schulen im Gespräch*, 1–17.

Slunecko, T. (1997b) *The Movement of Constructive Realism*. Wien: Braumüller.

Slunecko, T. (1997c) "Simplicity and diversity in psychotherapy". In T. Slunecko (ed.) *The movement of Constructive Realism*. Wien: Braumüller, 243–261.

Slunecko, T. (1997d) „Vom Minimalkonsens zum Maximaldissens". *Psychotherapie Forum*, 5 (4), 219–232.

Slunecko, T. (1998) „Diesseits und Jenseits von Begegnung. Zur Integration psychotherapeutischer Schulen aus personzentrierter Sicht". *Person*, 1, 24–31.

Slunecko, T. (1999) "On harvesting diversities into a dynamic directedness". *International Journal of Psychotherapy*, 4, 2, 127–144.

Slunecko, T. (2008) *Von der Konstruktion zur dynamischen Konstitution. Beobachtungen auf der eigenen Spur* (2. überarbeitete und ergänzte Auflage). Wien: WUV.

Slunecko, T. (2012) „Zur Kritik der Zuschauerontologie der Psychoanalyse – vorbereitende Arbeiten". In G. Gödde & M. Buchholz (Hrsg.) *Der Besen, mit dem die Hexe fliegt. Wissenschaft und Therapeutik des Unbewussten*. Gießen: Psychosozial-Verlag, 563–582.

Slunecko, T. & Przyborski, A. (2009) „Kulturdialog als Mediendialog". *Journal für Psychologie*, 17, 2.

(Thomas Slunecko)

Was bleibt vom Konstruktiven Realismus?

1. Wie sind Sie auf Friedrich Wallner und den Konstruktiven Realismus gestoßen?

Dazu muss ich ein wenig ausholen: Eine Generation vor mir wurde im Gefolge des Positivismusstreites und der 1968er-Bewegung über die paradigmatische Ausrichtung der Psychologie noch ausgiebig gestritten, v.a. in Berlin (vgl. Holzkamp, 1972, 1978), doch in meiner Studienzeit, in den 1980er Jahren hatten die Nomotheten und Statistiker bereits gesiegt und mit ihnen eine Psychologie, die fast überall, wo sie akademisch betrieben wird, als experimentelle Wissenschaft auftritt, d.h. die im Labor stattfindet und nicht in der Welt. Dementsprechend distanziert ist ihre Methodologie, ein neutrales Beobachten aus der sog. third-person-Perspektive. Jede phänomenologische Perspektive bleibt außen vor und selbst dieses Aussen-vor-Bleiben, oder anders gesagt: die Entscheidung für das nomothetische Paradigma, ist vergessen. Überhaupt scheinen wissenschafts- oder erkenntnistheoretische Fragen das Fach kaum zu berühren; bei besonderen Anlässen beruft man sich manchmal auf den kritischen Rationalismus Poppers, doch sind mit dieser – in aller Regel unscharfen – Berufung allfällige erkenntnistheoretische Legitimationsbedürfnisse auch schon versorgt. Theoretische Diskurse finden nur am Rande in wenig gelesenen Journalen (z.B. *Theory of Psychology*, *Journal of Consciousness Studies*) statt und haben nahezu keinen Einfluss auf den empirisch arbeitenden Hauptstrom des Faches.

Dessen ungeachtet ist die Psychologie eine der großen akademischen Erfolgsgeschichten des 20. Jahrhunderts. Sie ist als Disziplin so erfolgreich geworden und so gut organisiert, dass sie sich auch den Kontakt mit anderen Human- und Sozialwissenschaften weitgehend ersparen kann. Ein psychologisches Wissenschaftlerleben lässt sich heute problemlos führen, ohne je auf die Problematik der methodologischen Prämissen zu stoßen, die das ‚System Psychologie' erfolgreich aufspannen, aber eben auch operational schließen. Überspitzt könnte man sagen: je weniger man von solchen Dingen weiß, desto weiter wird man es bringen. Bis auf wenige Grenzgänger operieren hier geschlossene Gesellschaften, so als wären Kommunikationsglocken darüber gestülpt, unter denen die Mitglieder den von ihnen selbst erzeugten semantischen Smog wieder und wieder inhalieren.

Mit einem Wort: Es ist eine für Außenstehende kaum vorstellbare Misere, welch bescheidenes, epistemologisch verarmtes, eindimensionales und lebensweltlich irrelevantes Denken und Forschen, letztlich welche Lebensfeindlichkeit sich gegen Ende des 20. Jahrhunderts an den meisten europäischen und amerikanischen Universitäten unter dem doch einst vielversprechenden Namen ‚Psychologie' etabliert hat. Wer dieses Fach unter mainstream-Bedingungen studiert, gerät fast zwangsläufig in ein epistemisches Bardo aus szientistischem Selbstmissverständnis, krudem Materialismus und statistischer Hochrüstung, ein Amalgam, mit dem sich allerdings den neoliberalen Anrufungen und Zurichtungen der Zeit fröhlich zuarbeiten lässt. Die von Horkheimer und Adorno (1969) prognostizierte Selbstzerstörung der Aufklärung, ihr Umschlagen in einen lebensfeindlichen Positivismus, in den ‚Mythos dessen, was der Fall ist', eine ‚Identität von Intelligenz und Geistfeindschaft', hat sich in der Psychologie auf die eindrucksvollste Weise bestätigt. Wenn sich Denken aber einmal als Tatsachenbewusstsein etabliert hat, ist es schwierig, an seine Stelle ein anderes zu setzen. Es dauert jedenfalls, bis man sich von einer derartigen Sozialisation soweit erholt, dass man einigermaßen auf die Höhe anderer human- und sozialwissenschaftlichen Möglichkeiten kommt. Das Leben, das nach einem Studienabschluss ja zumeist bald einmal ‚bestritten' werden muss, lässt den wenigsten Zeit für solche Neuorientierungen, die meisten hausen sich an diesem Punkt in Zwischenwelten der Scheinkompetenz ein und lassen sich nichts anmerken.

Ich hatte an diesem Punkt das große Glück, nach meinem ersten Studienabschluss meinen Horizont durch ein Fulbright-Stipendium an der amerikanischen Westküste, am California Institut of Integral Studies in San Francisco, erweitern zu können, insbesondere durch intensive Begegnungen mit buddhistischen und taoistischen psychologischen Systemen und Praktiken, aber auch mit Systemtheorie und ökologischen Ansätzen. Und als ich mit dem Wintersemester 1992, nunmehr als Assistent, an das Wiener psychologische Institut zurückkehrte, war an meinem neuen Arbeitsbereich eine weitere unerwartete Wendung eingetreten. Der den Platz seit zwei Jahrzehnten beherrschende Professor, Giselher Guttmann, ein Charismatiker alter Schule, der sich damals schon seinem 60. Lebensjahr näherte, war des Experimentierens müde geworden und hatte sich während meiner Stipendienzeit in Amerika eine Art – man kann es tatsächlich kaum liebevoller sagen – wissenschaftstheoretischen Hofnarren zugelegt: den mir bis dahin unbekannten Friedrich Wallner. Glücklicherweise insistierte Guttmann dann auch nicht allzu lange darauf, aus mir einen Experimentalpsychologen zu machen und gab mich stattdessen für eine Assistenz bei Wallner frei. Diese unter konstruktiv-realistischem Vorzeichen verbrachte Zeit (1992–95) bestätigte meine bis dahin eher latenten und intuitiven Vorbehalten gegen die Zumutungen des Hauptstroms der Psychologie; diese wurden nun explizit benennbar. Es waren Lehrjahre des

Nicht-Hingebens an die Wissensbestände des Faches, an die darin herrschenden Themenverfehlungen. Ich machte damals mein Nichtschwimmer-Zeugnis. Das Vertrauen auf den eigenen Denkweg hat von diesem konstruktivistischen Empowerment enorm profitiert.

2. Welche Schrift(en) bzw. Ideen von Prof. Wallner oder über den Konstruktiven Realismus haben Sie am meisten beeindruckt?

Anfangs waren das die von Markus Peschl redigierten, gerade beim Wiener Universitätsverlag erschienenen ‚*Acht Vorlesungen über den Konstruktiven Realismus*" (Wallner, 1991), darin insbesondere die Ausführungen über die verschiedenen Formen von Interdisziplinarität und natürlich die Figur der Verfremdung, in der sich Wallners Denken ähnlich konzentrierte, wie das Denken Poppers im Begriff der Falsifikation. Im Gegensatz zu letzterem verfolgte Wallner allerdings ein genuin reflexives Anliegen, d.h. er sah die Aufgabe der Wissenschaftstheorie nicht in der Legitimation von Wissenschaft oder ihrer Abgrenzung vom Unwissenschaftlichen, sondern darin, das Bewusstsein von Wissenschaftlern bezüglich des Wahrheitsanspruchs und Wirklichkeitsbezugs ihrer Theorien zu schärfen. Statt *instrumentelle* Praxis zu verbessern oder zu standardisieren, wollte er zu *reflexiver* Praxis ermuntern. Vor allem bemühte er sich darum, Foren für interdisziplinäre Dialoge über traditionelle Fächergrenzen hinweg zu schaffen.

Für beide Ziele (reflexive Praxis, Interdisziplinarität) propagierte Wallner die ‚Methode' der Verfremdung als zentrales Agens. Dabei handelt es sich um ein Organisationsprinzip für komparatives Arbeiten, bei dem verborgene Voraussetzungen des jeweils interessierenden (wissenschaftlichen) Modells auf der Kontrastfolie eines anderen Modells sichtbar werden sollen. Verfremdung fordert also dazu auf, die eigene Theorie oder die eigene Handlungspraxis neuen Umweltbedingungen auszusetzen, d.h. den Versuch zu unternehmen, sie im Licht eines anderen Kontextes zu lesen. Dabei interessiert nicht der Punkt, an dem Übereinstimmungen sichtbar werden, an dem also das Gleiche im Unterschiedlichen sichtbar wird, sondern jener, an dem Übertragbarkeit oder Übersetzung unmöglich ist, wo etwas in dem neuen Licht unsinnig, unverständlich oder problematisch wird oder als störend hervortritt. In günstigen Momenten werden dann verborgene Grundannahmen und Selbstverständlichkeiten des eigenen Modells ersichtlich, die für dessen Funktionieren unerlässlich und bestimmend, aber zunächst nicht einsichtig oder verständlich sind. Am Sinnloswerden der Rede – so das Wittgensteinsche Erbe, das hier angetreten wird (Wallner, 1992) – offenbaren sich die Regeln, die das Reden zunächst sinnvoll gemacht haben.

Wesentlich bei diesem Vorschlag ist der Vorrang des selbstreflexiven Moments gegenüber der ‚natürlichen' Tendenz zur Fremdreflexion. Es geht nicht darum, über ein anderes System zu urteilen, sondern vielmehr darum, am Fremden Bedingungen zu erkennen, unter denen die eigene Modellbildung steht, und darüber strukturelle Voraussetzungen des Eigenen einzusehen (vgl. Slunecko, 1998). Verfremdung wurde von Wallner Anfang der 1990er Jahre (z.B. 1991, 1993, 1994) jedenfalls als Königsweg proklamiert, um Wissenschaftlern jenes Konglomerat aus lebensweltlichen, epistemischen und logischen (Voraus)Setzungen reflektierbar zu machen, vor denen sich routinemäßiger Forschungsbetrieb und jedes konkrete wissenschaftliche Handeln entfaltet und von denen es nie völlig abzulösen ist – Anliegen, mit denen ich mich auch heute noch solidarisch erklären kann. Später sind dann auch jene Schriften und Ideen Wallners für mich relevanter geworden, die sich auf die Chancen kulturellen Dialoges beziehen; ich komme darauf zurück.

3. Wie wenden Sie den Konstruktiven Realismus bei Ihrer Arbeit an?

Meine Dissertation (Slunecko, 1995) und das daraus entwickelte Buch *Wissenschaftstheorie und Psychotherapie. Ein konstruktiv-realistischer Dialog* (1996a) greifen die Idee der Verfremdung zentral auf und übersetzen sie auf das Gebiet der Psychotherapie, ein Gebiet, für das ich infolge meiner eigenen Ausbildung und Praxis Expertise und Feldkontakte einbringen konnte. Psychotherapeutische Theorien und Handlungspraxen sind von hohen reflexiven Ansprüchen gekennzeichnet, was dem Konstruktiven Realismus grundsätzlich entgegenkommt. Das Feld der Psychotherapie ist zudem in verschiedene Schulen und Subschulen zerfallen, die sich paradigmatisch beträchtlich unterscheiden (z.B. die Verhaltenstherapie von der Psychoanalyse), dabei aber um ähnliche Themen und Klientele konkurrieren. Im Vergleich zu Dialogen z.B. zwischen Physikern und Psychologen (wie sie Wallner und ich auch zu lancieren versucht haben), ist die Gefahr geringer, dass die Beteiligten gänzlich aneinander vorbeireden. Mit anderen Worten: in der Psychotherapie sind die Beteiligten reflexionsfreudig und die Streuverluste der interdisziplinaren bzw. interschulischen Auseinandersetzung sind nicht allzu hoch. Die Psychotherapie war für mich daher zunächst *das* Hoffnungsgebiet des Konstruktiven Realismus – und stellte sich tatsächlich als an diesen gut anschlussfähig heraus.

Nicht zuletzt lag das an der aus dem Konstruktiven Realismus heraus formulierbaren Idee, dass sich die spezifischen Erkenntnisansprüche der gerade als neue akademische Disziplin vorgestellten Psychotherapie (Pritz, 1996) nicht trotz, sondern gerade aus der Vielfalt der Modellvorstellungen formulieren ließen, wie sie für die Psychotherapie so kennzeichnend ist. Mit dem Konstruktiven Realismus schien sich diesbezüglich ein Weg für eine konzertierte Fortentwicklung der Therapietheorien zu eröffnen, ohne den bei sonstigen Integrationsvorschlägen oft mitschwingenden Vereinheitlichungstendenzen das Wort reden zu müssen. Die entscheidenden Impulse für die Integration wären vielmehr aus der Binnenreflexion von bisher entwickelten therapeutischen Modellvorstellungen zu erwarten und die Zielvorstellung von Psychotherapieintegration bestünde gar nicht darin, Differenzen zu eliminieren, sondern diese zu „ernten", sie in eine „dynamische Gerichtetheit" einzubringen, die aber permanent für weitere Entwicklungen offen bliebe (Mahoney, 1993; Slunecko, 1999). Der Konstruktiven Realismus propagierte also ein Szenario, mit dem alle Therapieschulen gut leben konnten, ein Szenario, das vom Streit über Effektivität und Effizienz verschiedener Therapiemethoden Abstand nahm, stattdessen auf dialogischen Entwicklung setzte und die Koexistenz verschiedener Ansätze als konstitutive Qualität des Feldes auf Dauer akzeptierte (Slunecko 1996b, 1997a, 1997c, 1997d, 1998). Mit anderen Worten: Mit Hilfe des Konstruktiven Realismus ließ sich die „Entmonopolisierung" (Berger & Luckmann, 1997, S.134) der Psychotherapie wunderbar theoretisch legitimieren. Dass dieser Vorschlag etwas ungeheuer Idealistisches an sich hat und sich solche Dinge in erster Linie nicht auf argumentativem Feld entscheiden, wurde mir im Verlauf der Auseinandersetzung allerdings immer deutlicher bewusst.

4. Worin liegt Ihrer Ansicht nach der wichtigste Beitrag des Konstruktiven Realismus?

Da möchte ich zunächst ein Motiv nennen, das mich über den Konstruktiven Realismus eigentlich nur indirekt erreicht hat. Indirekt, weil Wallner ja nicht primär historisch ansetzt – aber doch eben jener Wissenschaftstheoretiker war, über den mir der innere Zusammenhang der Philosophiegeschichte bzw. der abendländischen Geistesgeschichte zugänglich wurde. Man kann es sich nicht immer aussuchen, wer einem in wesentlichen Dingen die Augen öffnet! Erst über den Konstruktiven Realismus konnte mir jedenfalls der Sinn jenes wunderbaren Aphorismus klar werden, den Nietzsche in *Also sprach Zarathustra* (1968, S.96) formuliert: „Nicht nur die Vernunft von Jahrtausenden, auch ihr Wahnsinn bricht an uns aus. Gefährlich ist es, ein Erbe zu sein". Ich bemühe mich seither, dieses ‚gefährliche Erbe' in seiner Tiefenstruktur im Rahmen einer kulturpsychologisches Agenda durchzubuchstabieren (z.B. Slunecko, 2008, 2012); denn tatsächlich muss man sich die Krankengeschichte der europäischen Vernunft einigermaßen vergegenwärtigen – Beobachtungen auf der eigenen Spur anstellen, wie ich das nenne –, um einigermaßen verstehen zu können, um welche Einsätze eigentlich gegenwärtig gespielt wird. Das hätte ich ohne Friedrich Wallners bisweilen sehr amüsanten Schnellkurs in Philosophiegeschichte vielleicht nie in den Blick bekommen; später sind dann andere Inspirationen, die sich mit dem Namen Peter Sloterdijk verbinden, dafür noch wesentlicher geworden.

Der wesentlichste Beitrag des Konstruktiven Realismus liegt für mich heute allerdings auf dem Gebiet der kulturellen Begegnung. Meine Auseinandersetzung damit hat schon 1997 begonnen, im Zusammenhang mit einem von mir herausgegebenen umfangreichen Band, *The movement of Constructive Realism* (Slunecko, 1997b), der ersten englischen Materialsammlung zum Konstruktiven Realismus. Bei der Herausgabe dieses Buches hat sich dann mein Interesse von der Psychotherapie in Richtung auf das Potential interkultureller wissenschaftlicher Begegnungen verschoben; Wallners Buch *How to deal with science if you care for other cultures* (1997) spielt in dieser Bewegung ebenso eine Rolle eine Rolle wie gemeinsamen Vortragsreisen von Wallner und mir in Indien und China im Jahr 1994, die streckenweise auf eine Art slapstick-Komödie in Sachen Verfremdung hinausliefen. Jedenfalls begannen sich damals meine Hoffnung zu erfüllen, über interkulturelle Verfremdungen zu vorlogischen Voraussetzungen europäischen Denkens Zugang zu finden. Beispielsweise wird in dem Beitrag von Wu Xianghong (1997) in dem Band *The movement of Constructive Realism* deutlich, wie jener in Europa wortwörtlich todernst genommene Widerspruch zwischen der ptolemäischen (geozentrischen) und kopernikanischen (heliozentrischen) Kosmologie sich im chinesischen Kontext als relativ unproblematisch erweist, weil ihm dort die metaphysischen Referenzen fehlen, die ihn in Europa aufladen. Das Beispiel von Wu Xianghong (ich habe es später noch einmal genauer ausgeführt, vgl. Slunecko, 2008. S.200ff) ist deswegen ungewöhnlich, weil es eher selten ist, dass sich bei einem Kulturübergang Probleme auflösen; viel häufiger sind dabei Missverständnisse zu beobachten.

Das für mich eindrucksvollste Beispiel für ein derartiges Missverständnis verdanke ich Gebhart Blazek, einem leidenschaftlichen Sammler und Promotor der textilen marokkanischen Berberkunst (vgl. www.berber-arts.com; Zugriff am 25.1.2015). Er machte mich auf einen außergewöhnlichen Teppich aufmerksam, der um 1940 im Gebiet von Gerouan hergestellt worden war, Produkt einer in einer lokalen Manufaktur arbeitenden Berberfrau, die ihn nach der Vorlage eines französischen Kaufmannes in Einzelarbeit anfertigte. Dass sie dabei das Muster des Millimeterpapiers, auf dem der Kaufmann ihr den Teppich vorgezeichnet hatte, vollständig in ihre Webarbeit integrierte, ist beachtlich.[1] D.h. was dem Auftraggeber lediglich Trägermedium war (das Millimeterpapier), wurde von der Knüpferin nicht als solches ausgeblendet, sondern gleichberechtigt mit den anderen visuellen Elementen mit auf den Teppich übertragen. Das Rasterpapier funktionierte für sie nicht ‚still' im Hintergrund, sondern beanspruchte ihre Aufmerksamkeit gleichberechtigt mit den Motiven. Es war ihr nicht als Medium unsichtbar geworden, präziser gesagt: es war ihr gar nicht Medium geworden, weil es beim Handeln noch nicht zu einem nur implizit Gewußten abgesunken war (vgl. Slunecko & Przyborski, 2009). Genau darin, d.h. im Absinken von Medien oder Spielregeln in einen impliziten, scheinbar voraussetzungslosen Hinter- oder Untergrund besteht kulturelle oder auch wissenschaftliche Sozialisation, hier sind die vorlogischen Voraussetzungen sedimentiert, die sich in solchen Missverständnisse epistemologisch wieder anheben und zum Knistern bringen lassen. Ein derart auf kulturelle Begegnung und kulturellen Konflikt angewandtes Verfremdungsdenken stellt aus meiner Sicht den bedeutendsten Impuls des Konstruktiven Realismus und sein größtes Potential dar.

Literatur

Berger, P.L. & Luckmann, T. (1997) *Die gesellschaftliche Konstruktion der Wirklichkeit. Eine Theorie der Wissenssoziologie*. Frankfurt: Fischer (original 1966 als The social construction of reality. New York: Doubleday).

Holzkamp, K. (1972) *Kritische Psychologie. Vorbereitende Arbeiten*. Frankfurt: Fischer.

Holzkamp, K. (1978) *Sinnliche Erkenntnis. Historischer Ursprung und gesellschaftliche Funktion der Wahrnehmung*. Frankfurt: Athenäum.

Horkheimer, M. & Adorno, T.W. (1969) *Dialektik der Aufklärung*. Frankfurt: Fischer.

Mahoney, M. J. (1993) "Diversity and the dynamics of development in psychotherapy integration". *Journal of Psychotherapy Integration*, 3, 1–13.

Nietzsche, F. (1968) Also *sprach Zarathustra. In Nietzsches Werke. Kritische Gesamtausgabe*. Bd. IV. Berlin: de Gruyter (original 1883–1885).

Pritz, A. (1996) *Psychotherapie – eine neue Wissenschaft vom Menschen*. Wien: Springer.

---

1 Bilder dazu finden sich auf www.journal-fuer-psychologie.de/index.php/jfp/article/view/158/158.

Slunecko, T. (1995) *Konstruktiver Realismus, Psychoanalyse, Psychotherapie. Skizzen zu einem reflexiven Wissenschaftsverständnis.* Unveröff. Dissertation, Univ. Wien.

Slunecko, T. (1996a) *Wissenschaftstheorie und Psychotherapie. Ein konstruktiv-realistischer Dialog.* Wien: WUV (Cognitive Science 7).

Slunecko, T. (1996b) „Einfalt oder Vielfalt in der Psychotherapie". In A. Pritz (Hrsg.) *Psychotherapie - eine neue Wissenschaft vom Menschen.* Wien: Springer, 293–32.

Slunecko, T. (1997a) „Formen der Begegnung zwischen therapeutischen Schulen". In Ch. Korunka (Hrsg.) *Begegnungen: Psychotherapeutische Schulen im Gespräch*, 1–17.

Slunecko, T. (1997b) *The Movement of Constructive Realism.* Wien: Braumüller.

Slunecko, T. (1997c) "Simplicity and diversity in psychotherapy". In T. Slunecko (ed.) *The movement of Constructive Realism.* Wien: Braumüller, 243–261.

Slunecko, T. (1997d) V"om Minimalkonsens zum Maximaldissens". *Psychotherapie Forum*, 5 (4), 219–232.

Slunecko, T. (1998) „Diesseits und Jenseits von Begegnung. Zur Integration psychotherapeutischer Schulen aus personzentrierter Sicht". *Person*, 1, 24–31.

Slunecko, T. (1999) "On harvesting diversities into a dynamic directedness". *International Journal of Psychotherapy*, 4, 2, 127–144.

Slunecko, T. (2008) *Von der Konstruktion zur dynamischen Konstitution. Beobachtungen auf der eigenen Spur* (2. überarbeitete und ergänzte Auflage). Wien: WUV.

Slunecko, T. (2012) „Zur Kritik der Zuschauerontologie der Psychoanalyse – vorbereitende Arbeiten". In G. Gödde & M. Buchholz (Hrsg.) *Der Besen, mit dem die Hexe fliegt. Wissenschaft und Therapeutik des Unbewussten.* Gießen: Psychosozial-Verlag, 563–582.

Slunecko, T. & Przyborski, A. (2009) „Kulturdialog als Mediendialog". *Journal für Psychologie*, 17, 2.

Wallner, F. (1991) Acht Vorlesungen zum Konstruktiven Realismus. Wien: WUV.

Wallner, F. (1992) Konstruktion der Realität. Von Wittgenstein zum Konstruktiven Realismus. Wien: WUV.

Wallner, F. (1993) „Die Multikulturalität als Bedingung des Konstruktiven Realismus". In J. Schimmer & M. Costazza (Hrsg.) Grenzziehungen zum Konstruktiven Realismus. Wien: WUV, 140–147.

Wallner, F. (1994) „Interkulturalität ohne Relativität". In E. Schadel & U. Voigt (Hrsg.): *Sein - Erkennen - Handeln. Interkulturelle, ontologische und ethische Perspektiven.* Frankfurt: Peter Lang, 61–66.

Wallner, F. (1997) *How to deal with science if you care for other cultures: Constructive Realism in the intercultural world* (Philosophica Series 15). Wien: Braumüller.

Wu Xianghong (1997) "What can Constructive Realism do for transferring science". In T. Slunecko (ed.) *The Movement of Constructive Realism*. Wien: Braumüller, 215–224.

Kwon Jong Yoo

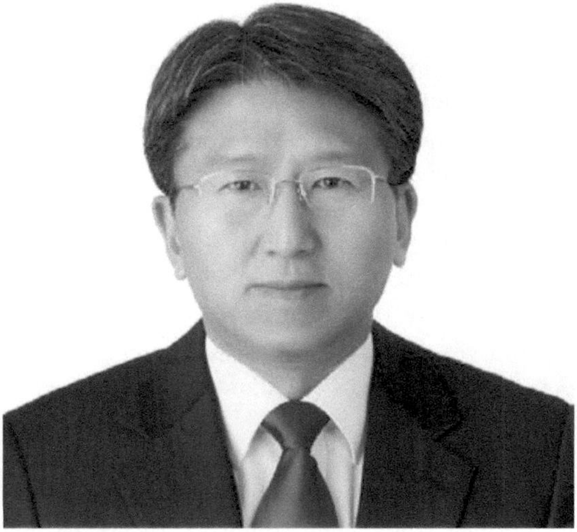

Personal Data
Name: Kwon Jong Yoo
Title: Professor
Affiliation: Chung-Ang University, Korea
Careers
President, Society of Mind Studies （SMS）
President, The Korean Society of Confucian Studies （KSCS）
Former President, Biocosmological Association
Director, International Confucian Association (ICA)

Email: ykj111@gmail.com

Publications and Speeches connected with Constructive Realism

(Kwon Jong Yoo)

Articles (English)

"Dasan's Approach to the Ultimate Reality", *Korea Journal*, Vol. 53, No. 2, Korean Government Commission for UNESCO, 2013. 06, 31–53.

"Ethical Activism with Consideration of the Routine of Food Culture", *Encyclopedia of Food and Agricultural Ethics,* Thompson, Paul B., Kaplan, David M. (Eds.) Springer; 2014.

"Understanding Mind in the East and in the West: Dasan Jeong Yakyong and modern philosophers in the West", *Bruecken zwischen Ost und West*, Vol. 1, Dept. of Philosophy Vienna University, Austria, November 2008, 1–8.

"How to Understand the Difference of Asian's Understanding Mind from European's", *XXII World Congress of Philosophy Rethinking Philosophy Today*, Vol. 1, July 2008, 566–566.

"Human Mind and the Principle of Cultural Construction: A Comparative Study of Asia and European Understandings of the Human Mind in the 18th century", *XII Congress international des Lumineres, Science Techniques & Culture*, Vol. 1, July 2007.

"Korean Culture and Korean Thought, Asian and African Studies" in *Journal of the Department of Asian and African Studies University of Ljubljana* – Faculty of Arts -, Vol. 10, No. 2, October 2006, 27–41.

"A New Approach to Neo-Confucian Mind Model from Constructivism and A.I", *21st World Congress of Philosophy Abstracts*, VOL.1, August 2003, 435–435. & *EAST and WEST Cultural Interaction & Philosophical Thinking*, Vol. 1, Institute for Chung-Ang Philosophical Studies (KOREA), Tashkent State Institute of Oriental Studies (Uzbekistan), December 2004, 1–6.

"Construction of Korean Neo-Confucian Combined Mind Model and its Comparison with a Western Psychological Mind Model for Artificial Intelligence Simulation", *Journal of the Central Asian Association for Korean Studies*, Vol. 3, No. 1, Central Asian Association for Korean Studies, October 2002, 253–273.

Articles (Korean)

"On Zhu Xi's Confucian Methodology of Self-organization, *Wi-gi-ji-hak*(爲己之學) as Comprehensive Design for Becoming a Perfect Being like a Sage" (Ju0hi-eui Wi-gi-ji-hak Go-chal), *Inquiry on Philosophy*, Vol. 33, Institute for Chung-Ang Philosophical Studies, May 2013, 1–30.

"Yeoheon Jang Hyun Gwang`s Design of Self-organization of Confucian Truth", *The Study of the Eastern Classic*, Vol. 49, The Society of Eastern Classics, December 2012, 7–38.

"On the Conceptualization of Confucian Self-organizing Methodology, Wi-gi-ji-hak (爲己之學)", *Inquiry on Philosophy*, Vol. 32, Institute for Chung-Ang Philosophical Studies, November 2012, 1–33.

"Mind and Brain: Confucian Self-cultivation and Cognitive science" (Ma-eumgwa Noi: Yu-gyo-eui Su-yang-lon-gwa In-ji-gwa-hak), *Asian Philosophy* Vol. 36, The Society for Asian Philosophy in Korea, December 2011, 303–331.

"The Concept of Ye (禮) in Jang Hyun Gwang`s Yokhakdoseol(易學圖說)" (Yeo-heon-eui Yeok-hak-do-seol-eui Ye-gwan-nyeom), *The Study of the Eastern Classic*, VOL. 45, The Society of Eastern Classics, December 2011, 41–74.

"On the Constitution of Confucian Mind-learning Context-from Pre-Qin to Song China Era (Yug-yo Sim-hag-ui Maeg-lag Hyeong-seong-e Gwan-han Yeon-gu-seon-jin-si-dae-lobuteo Songdaee Ileugikkaji)", *Inquiry on Philosophy*, Vol. 28, Institute for Chung-Ang Philosophical Studies, November 2010, 1–32.

"The Methods and Direction of Comparative Humanities: A System of Interdisciplinary Studies on the Human Mind (Bi-gyo-in-mun-hak-eui Bang-beopgwa Bang-hyang; Ma-eum-hak-eul Tong-han Hak-je-gan Yeon-gu)", *Inquiry on Philosophy*, Vol. 27, Institute for Chung-Ang Philosophical Studies, May 2010, 1–27.

"Reflection and Perspective on the Studies about Yoheon Jang Hyungwang`s Learning of Confucian Properties (Yeo-heon Jang-hyeon-gwang Ye-hak-sa-sang Yeon-gu-eui Seong-chal-gwa Jeon-mang)", *The Research for Korean Historical Figures*, Vol. 13, The Research Center for Korean Historical Figures, March 2010, 111–147.

"Gu-am Kim Kyung Jang's Life and Learning (Gu-am Kim Kyung-jang-eui Saeng-ae-wa Hak-mun)", *The Study of the Eastern Classic*, Vol. 33, The Society of Eastern Classics, December 2008, 57–96.

"Illustrations and Meanings of Diseases of the Mind in Chinese Classics (Dong-yang-go-jeon-e-seo Sa-yong-doi-neun Sim-byeong-eui Yong-rye-wa Eui-mi)", *Inquiry on Philosophy*, VOL. 24, Institute for Chung-Ang Philosophical Studies, November 2008, 1–30.

Speeches

1. "Confucian Understanding of Mind and the Humanities in the 21 century: Revisiting the Relationship between Culture and Mind", *The 3rd International STCS Conference on Contemporary East Asia and The Confucian Revival*, Oct 5, 2014 Ljubljana University, Scientific Research Center of the Slovenian Academy for Science and Art (ZRC SAZU)
2. "Mind as the Pivot of the Humanistic Truth in the Future", Keynote Speech at the *International Conference on comparative Studies of Mind* (ICCSM 2014), Society of Mind Studies and Institute for Chung-Ang Philosophical Studies, Chung-Ang University, Nov 11–12, 2014
3. A series of lectures titled with *Wisdom and Traditions of East Asia*, Science and the Humanities Forum, Institute for Philosophy and Sociology, Beijing Normal University, Nov 17 to Nov 26, 2014, Beijing, China:
   1) "What's the Present World Asking Academy?"
   2) "Contemporary Studies' Love Call to the Asian Thoughts"
   3) "Which Do We Have to Look For, Knowledge or Wisdom?"
   4) "Characters with Chinese Traditional Thoughts: Confucianism, Buddhism, and Taoism"
   5) "Confucian Wisdom"
   6) "Buddhist Wisdom"
   7) "Taoist Wisdom"
   8) "New Perspectives on Our Living from the Three Chinese Traditional Thoughts"

(Kwon Jong Yoo)

Constructive Realism and Study of Confucianism and Mind

1. How did you learn to know Friedrich Wallner and the Constructive Realism?

In the early 2000's I was looking for a relevant theory for advancement of my research about East Asian Confucianism. Since 1999, I had been developing a theoretical method for re-interpretation of Confucian philosophy and especially the Confucian understanding of mind. There have still been two main streams of the studies of Confucianism in Korea. One of them is a kind of philological approach and the other one is a kind of philosophical analysis. What I called into my criticism is the latter one, although philology is needed as a basic method to Confucian philosophy or understanding of the mind. Of course, only in the case that the philological studies were coupled with a philosophical framework, they were admitted.

Even though philosophical studies showed their theoretical approaches not in a simple kind, but one of the predominant streams was following or depending on the framework of contemporary American philosophy of mind or, more broadly speaking, modern Western philosophy. This means that most analyses or discussions about the Confucian understanding of the mind have been unfolded by leaning on issues which were only critical in these kinds of philosophies, presuming things such as the mind-body relationship or the existence or essence of self. This stream has hardly changed until now. In other words, most philosophical discussions about Confucian understanding of the mind borrowed the framework from Western philosophies, be it those of modern Europe or contemporary America and thereby tried to be involved in philosophical discussions in which the American or European philosophies preside.

I have, however, maintained an attitude of skepticism on that approach, because it is not enough to explain the Confucianism or Confucian understanding of the mind. Of course, it is right that such approaches could give meaningful comparison between Western philosophy of mind and Confucian understanding of the mind, and that we could get kinds of clear realization of the difference and the similarity between them. But I believe it is meaningful only in limited issues such as mind-body relationship and understanding of self. On the contrary, I do not believe it is a substantial explanation of the Confucian understanding itself. It is the same case with Buddhist understanding. In addition, there existed a fundamental question whether the Western philosophy of mind could, indeed, be an inclusive framework to view the Asian traditional understandings, which have been developed in their own way to understand and explain human mind and as a result established very different perspectives on the mind.

The basic idea that was chosen to understand the substantial Confucian understanding of the mind was Constructivism. The constructivism which I used or adopted was not simple, because it came from radical constructivism and from cultural constructivism. The radical constructivism was a complicated constructivistic stream which has been shared by scholars of various fields, like Ernst von Glasersfeld, Humberto Maturana, Francisco Varela, Gregory Bateson, and Heinrich von Foerster who come from fields of pedagogy, biology, or cybernetics or system theory. The cultural constructivism has its root in Lev Semenovich Vygotsky's perspective and seems very useful for comparative studies of different cultures. It is natural to adopt such constructive vision for organizing a basic perspective or groping a way to figure out every independent and indigenous understanding of the mind, because the constructivistic perspectives could expand the horizon of creative thinking based on systemic thinking. Depending on the perspectives I have found a new way to understand more clearly the Confucianism or Buddhism has established its own framework which includes a fundamentally different system of knowledge from the Philosophy of Mind or European modern philosophy and thus needs a different explanatory theory.

From 2001 to 2003 I had worked as a deputy dean of the Humanities College, Chung-Ang University. Fortunately Dean of the college was late Professor Choi, Sang Jin (1940–2011) who used to be a professor of psychology and had organized his theory about Asian people's mind or Koreans' mind by leaning on Cultural Constructivism. He had started his psychological study in the field of social psychology and performed lots of field research depending on the framework which had been developed in the United States of America. But he had turned his direction to a kind of folk psychology and made efforts to construct a more appropriate framework for proper explanation or evaluation of Koreans mind, which was supposed to be different from the social psychological method of framework. At that time already more than 10 years had passed since he organized a new group of psychologists in Korea who looked for such a new methodology or theory and published his book, "Psychology of Koreans' Mind". I think he was a pioneer of folk psychology in Korea and his establishment of folk psychology was so successful that his Japanese colleagues in Dept. of Social Psychology, Tokyo University has turned into such folk psychological approach to understanding Japanese Mind from the social psychological methods rooted in American psychology. Professor Choi's methodology had a basic assumption that every people have established their own framework with their own language to understand and explain their own mind. Therefore his main target should be to analyze the relationship between Korean understanding of the mind and Korean language, which is naturally regarded as an integration of Korean culture.

It is he that introduced Professor Wallner's Constructive Realism to me. He said to me that he had met Professor Wallner and given his lecture to Wallner's students in Vienna. He also introduced me a book, *Movement of Constructive Realism,* which is a collection of articles about Constructive Realism published by Perdue University Press in 1997. This book was a good guide to Constructive Realism. At the same time Professor Wallner's speech at the International Conference on Comparative Studies of Mind (ICCSM) 2014 has given a good point to me to understand the basic idea of Constructive Realism, but one of the most difficult concepts to understand was 'strangification'.

2. What publications or ideas by Professor Wallner or about the Constructive Realism have made the biggest impression?

The most impressive is the concept of "strangification" in Professor Wallner's Constructive Realism. Although Constructive Realism itself is, of course, very impressive, and has highly inspired our research, a driving logical force of the Constructive Realism is, in fact, strangification. At the first time when I met the concept on his website, it was not easy to understand and translate into Korean language. But Professor Choi's explanation of strangification brought me to the point of the essence of Wallner's Constructive Realism. In addition, at a recent international conference which I hosted in Seoul, Korea in 2014, Professor Wallner has given a very clear definition of strangification in his keynote speech. He has stressed the concept of strangification as the meaning of taking a scientific proposition system out of its context and putting it in another context. I have been thinking this is the most essential and core idea of Constructive Realism, because the meaning of construction points out that reality is not discovered but constructed. Thus, many ideas formulated by the constructivistic side have developed and proposed their way of understanding of the realities. They have organized a long history until Wallner. If so, what is the new and fresh idea Wallner proposed? That's just strangification, I believe. Why?

If we give our view on the long context behind his philosophy, Wallner's philosophy is believed to have taken a major step forwards in philosophical thinking on the essence of scientific truth. His idea has been developed on a long philosophical context from Immanuel Kant to Ludwig Wittgenstein, but his concept of strangification must be an invaluable conceptual device that makes scientists or the humanists look at the essence of scientific activities from a new perspective. The new perspective is in fact that his concept encourages a challenge to organize a new theory with conviction.

It can be said that if Kant's insight into the constructive way of human knowledge had made a groundbreaking turning point of our world view by his deep introspection on our self-organizing reality and Wittgenstein's theory has paved the way to accept multiple or plural realities (Wallner's "microworlds") and a deeper insight that every reality or truth is organized by human made rules and thus is bound to be different according to context, culture, language, and so on, then Wallner's theory has been developing an explanatory tool or framework that just shows the way how the reality or truth is organized and justified. His concept of strangification is believed to be the core of his philosophical theory and can be universally applied to guarantee creatively constructive activities of any scientific knowledge. In addition, his idea looks to have made the constructivistic approach more stable in present time. In my idea, the concept of strangification can be regarded as the indication that hits the mark of the scientists' substantial activities.

The meaningfulness of the strangification, however, is not limited to that. The present situation of academia is that even though constructivistic approaches about truth or reality have been spread for a long time, on the other hand reactions from the realism have been strong against the constructivistic idea. In such a situation Wallner's concept or Constructive Realism has given a meaningful contribution to the academia. The contribution is, I would point out, that the strangification has not only been stimulating the humanist scholars' inspiration for creative works, but also established a ground of confidence in his/her own such works. Especially in the humanities in Korea, the constructivistic idea is hardly to be established or got to its position. There are a few reasons. The serious reason why most scholars of the humanities would not accept the constructivistic idea lies in their worrying that the realities could drop into relativity. Therefore, their discussions and approaches are still stick to the realistic side and go no further step in direction to the constructivistic side.

Even though many scholars tell they make efforts to discover the reality, but in fact every scholar exerts him/herself to succeed in his/her strangification and try to construct his/her own context of reality. I once heard from an old and very famous professor of the humanities in Korea that he felt a kind of futility about his research results and publications. That is because of his worry that no matter how many he has published he has been aware of the relativity of his theories or knowledge. Considering this reason, I recognized there must exist a gap between his understanding and the substance of academic activity. In other words, even if he believed himself to discover the reality, actually he has constructed his reality and in such meaning strangified his truth. This shows a feeling of dilemma on one's study can come from the lack of introspection into the substance of academic research.

Probably, therefore, one of the most serious and common requirements in studying or researching in the humanities in this era is how to avoid dogmatism of an absolutism and not to fall into the trap of a relativism. I think Wallner's strangification is shedding lights in this direction to avoid falling either side.

3. How do you apply CR in your studies?

Constructive Realism in my studies has been engaged mainly in reinterpretation of knowledge about East Asian Confucianism or reorganization of the methodology to study it. Since the 1990s I have tried to organize a new perspective that leads to a new understanding of Confucianism, one of the old traditions in East Asian countries. This study, in fact, has been looking for not just a re-arrangement of the established knowledge, but also the re-organization of approaches or methodologies to study the Confucianism. What is more radical is, I think, to re-organize my approaches to Confucianism. And the re-organization means that my studies of Confucianism, instead of mostly depending on philological methods, changed into an integrated and interdisciplinary approach with cognitive science, psychology, and pedagogy. This change seemed to need adventures of spirit because there has not been any one who tried such approaches in Korea, or even elsewhere in East Asia. It is why I applied Constructive Realism to my studies.

Most discussions about Confucianism in East Asian countries, then as now, have been based on the philological approach with little introspection on the sense of the reality. In addition, most discussions in the case of philosophical approaches adopted such concepts or issues as self or mind-body relationship, which used to be popular in modern philosophy, to contemporary American analytic philosophy. These approaches have produced many results, and those results seem to be worthy of notice. Nevertheless the worth of Confucianism could be importantly recognized only in comparison with the Western philosophies. But there has hardly been any viewpoint which tried to go beyond such a comparison and reveal what the Confucian scholars have proposed Confucian truth or the best way of how to get to the truth. In this situation, I have tried to build a new way that could reveal an originally different system of Confucian theories or of Confucian knowledge from the Western philosophy or the humanities. This endeavor brought me to the constructivistic idea and Constructive Realism. And in my studies both of them have been inter-winded to develop a methodology that I wanted.

My constructivistic ideas have been developed and elaborated mainly from two kinds of constructivism: the radical one and Wallner's CR. Since the late 1990s my study started on the base of radical constructivism or a kind of system theory, I have focused, among many branches of radical constructivism, on books of Gregory Bateson and of Santiago School which Humberto Maturana and late Francisco Varela had lead. I was deeply led by Santiago School's main idea, that is, Autopoiesis and on the base of this concept developed the idea that Confucianism in Korea or China should be regarded as products of self-organization of Confucianism. At the first time, when it was created by the biologists, the concept of autopoiesis was devised as explaining tool for living organism, but until now it has been applied to many social science and the humanities. The most famous example is Niklas Luhmann's social system theory that took the autopoiesis as the basic concept. Therefore it was not at all strange to apply the concept of autopoiesis to my studies of Confucianism.

At the same time when I have regarded the context of Confucianism as a self-organizing history, it was also an important task to explain what were the driving forces or main factors of unfolding of Confucianism in the East Asian history. If the Confucianism is counted as a self-organized history, it should be a basic approach to keep attention to its self-organizing tool and direction as well as all the products, e.g., language, rituals, science, learnings, technologies, laws, foods, costumes, etc. This approach has precedence over all the other approaches. And since Confucius had successfully established his ideas as an academic learning at the first time in the history of China, lots of branchings of Confucianism in the East Asian history had subsequently developed themselves from Confucius's ideas and every branchings could be regarded as a successful strangification. Of course, it could be controversial that the concept of strangification can be applied to study the history of Confucianism. But I am convinced that application can be allowed, because every branchings in the history of Confucianism was, in fact, a successful transformation of original Confucius's Idea and showed a successful implanting of Confucianism into another context. And thus each branching had contributed to the long-era sustaining and development of the whole context of Confucianism. In other words, Confucianism had developed its own way to organize and sustain by continual stangifications in every era. In my idea, the strangification is itself a construction of a new reality. A successful renewal of the Confucian reality in the history can be regarded as a strangification.

Resetting of my approaches brought me to the Constructive Realism. I needed some theory that could firmly support my re-organization. The CR was regarded just as the proper one to my study and adopted to my basic attitude. I believe that on the base of the CR I have been developing and elaborating my ideas and methodology consistently for more than 15 years. Especially the concept of strangification is like a light which leads all my activities to organization of a creative and persuasive theory.

For the recent 5 years I have launched a new approach to the Confucian self-cultivation methodology. In Confucianism, self-cultivation has a very important value. Especially in Song Dynasty (960–1247) in China and in Joseon Dynasty (1392–1910) in Korea, so-called Neo-Confucianism had developed a very radical and revolutionary methodology of self-cultivation with name of 'learning of self-organization' (Chinese pinyin, wei-ji-zhi-xue, 为己之学). Following the results of my study, 'learning of self-organization' is believed not only to be a part of theory of the Neo-Confucianism, but the most comprehensive methodology that in principle makes all knowledge/theories and practices meaningful. In addition, while in Korea or in East Asian countries most studies about the Neo-Confucianism or its methodology kept concentration on analysis of the literal meaning, my studies have focused on how the methodology had inspired scholars to organize themselves and a new Confucian society with full of cultural details. Setting my research into a new direction required Constructive Realism because it is CR that properly justifies my organization of new approach.

Additionally from 2012 on I have started a 3-year-long research project supported by National Research Foundation of Korea (NRF) with more than 12 researchers in which we must build a database of comparative dictionary of mind concepts. This research ultimately aims at drawing an advanced recognition that there are many different models of understanding mind and every understanding has an inherent value. The reason why we designed this research lies in our researchers' common attitudes that even though nowadays physicalist debates are pervasive in studies on mind, there still exist various understandings that are differently structured from the structure of physicalist understanding. This research also needs a constructivistic principle because we have not approached to the comparison by a viewpoint of realism. Our common idea is reality about mind is not single but plural.

4. What is, from your point of view, the most relevant contribution of the Constructive Realism?

In the history of present philosophy, Constructive Realism has successfully proposed the essence of scientific activities that lies in all fields of academic side from natural science to the humanities even artistic work. Going further, it can be said that all human ideas about reality are constructed and strangified, even if every strangification does not go through the same passage. Thus the constructivistic viewpoint is a most persuasive idea that is radical but touching the core in the present time.

However, there is still a lot of resistance against the constructivistic idea mainly from realistic kinds of attitude. Many scholars, especially in the humanities and natural sciences, who think and study depending on viewpoint of realism believed the constructivistic idea is dangerous, because constructivistic idea is supposed to threaten their established knowledge and lead students or readers to break with the established knowledge or even to destroy them. Thus another worry they express in public lies in their idea that constructivistic ideas bring about a disorder or chaos by relativizing all the established knowledge and beliefs.

Such attitudes are believed to be a lack of introspection on the second-order procedure of knowledge production in every academic field. On the other hand, they are supposed to keep their knowledge as the absolutely valuable reality and thus scarce to be hurt or deconstructed by a constructivistic approach. Therefore they may attack the constructivistic approaches with critics of relativism.

By the way, are constructivistic approaches really giving disorder and making all the knowledge relativized? Even if constructivistic ideas can be thought by those who adhere to their established knowledge as the absolute or as their invaluable discovery, constructivistic approaches, nonetheless, are not designed to cause a disorder or chaos in the world we know or live. Rather constructivistic ideas open the way to properly get an understanding of the essence or substance of academic activities. All the things we know and convict as truths are constructed and all the theories or systems of knowledge are also organized.

Therefore, our big worry lies not in looking for how to avoid the relativism, but how to take a balanced way in which we avoid the cliff of dogmatic absolutism and at the same time the abyss of relativism. How to take the way free from the abyss and the cliff and go straight ahead between such both problematic sites is just our task. I believe it is very helpful to understand the concept of strangification. Strangification hits the mark and points to the proper way. And it is not only the concept to explain but also a principle to be depended in all academic activities. That's the point I esteem the Constructive Realism has made its great contribution to the present academia.

www.ingramcontent.com/pod-product-compliance
Ingram Content Group UK Ltd.
Pitfield, Milton Keynes, MK11 3LW, UK
UKHW041119041026
8980IPUK00024B/12

9 783631 665855